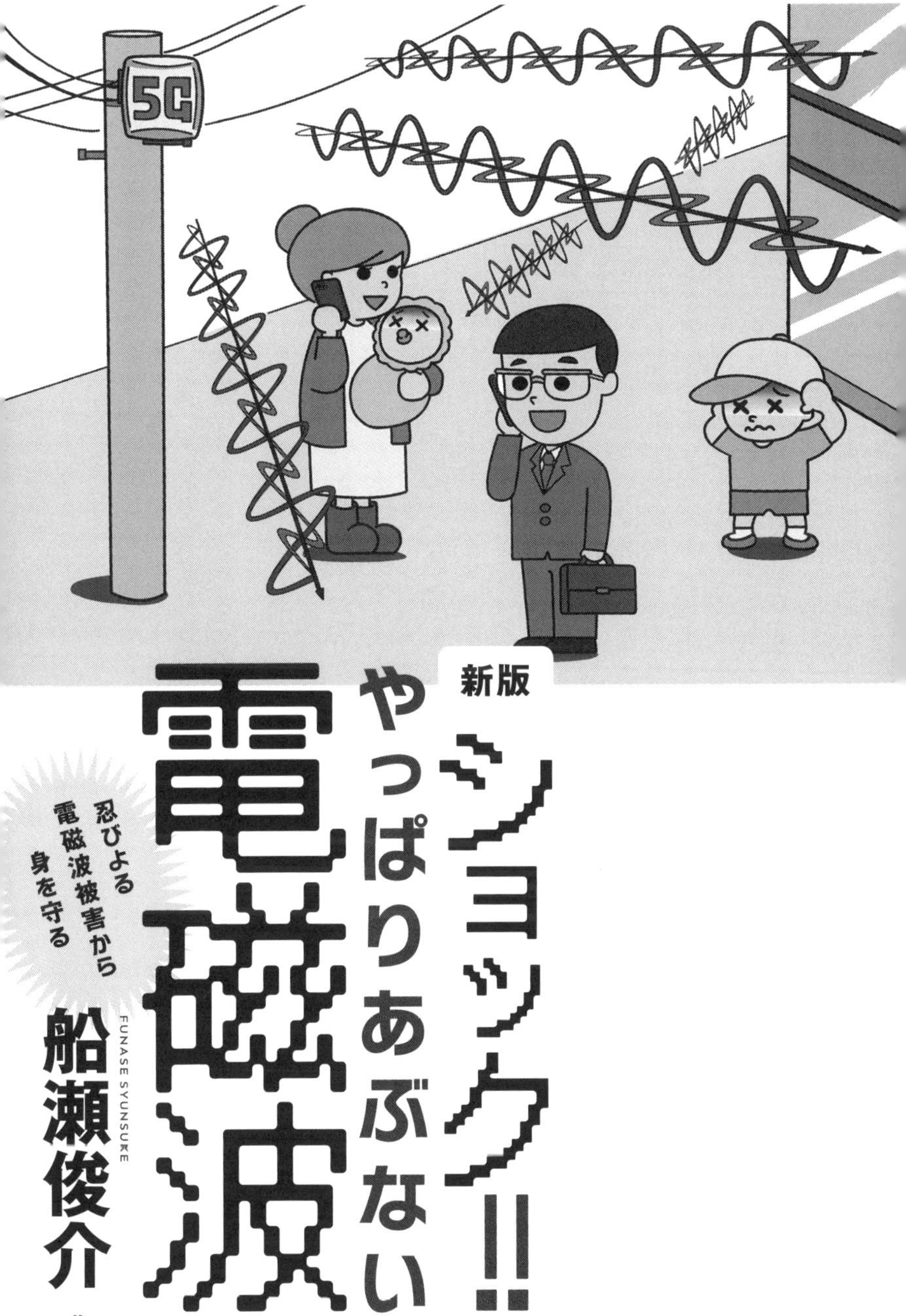

新版

ショック!! やっぱりあぶない電磁波

忍びよる電磁波被害から身を守る

船瀬俊介
FUNASE SYUNSUKE

花伝社

本書は、『ショック！　やっぱりあぶない電磁波――スマホにイヤホンを』

（二〇一三年九月二五日発行）に、大幅な加筆・改訂を加えたものです。

新版　ショック！　やっぱりあぶない電磁波――忍びよる電磁波被害から身を守る◆目次

第3章　頭上に送電線！すぐ引っ越せ

第4章　ＩＨ調理器はやめなさい

第5章　身のまわりに気をつけよう

第6章 からだも心もおかされる

スマホはイヤホン、スピーカーホンで！――まえがき

ケータイはイヤホンマイクを使いましょう！　あるいはスピーカーホン。

ケータイを耳に当てて一〇年以上使うとどうなるか？

なんと五倍も脳しゅようになるのです（二〇代、スウェーデン報告）。

ガラケーでもこれだけの発がん性！

あなたは、こんな怖い話は聞きたくないはずです。なら……脳の中に五倍もガンができても平気ですか？　そのとき「知らなかった！」と嘆いても遅いのです。


ケータイで脳にガンができる。

それは発信している電波（マイクロ波）に発ガン性があるからです。身のまわりに飛び交う電波などをまとめて電磁波と呼びます。それは、電気と磁気のエネルギーの波です。

それは思わぬ〝悪さ〟をします。ケータイで脳しゅようも〝悪さ〟の一つです。

イヤホンは、そのリスクを一〇〇分の一以下に減らします。

——人工の異常な電磁波は、周波数に関係なくすべて有害である——

これは電磁波研究の世界的権威、ロバート・ベッカー博士の警告です。

それは……①成長細胞ダメージ、②発ガン性、③ガン促進、④催奇形性、⑤神経ホルモン混乱、⑥自殺や異常行動、⑦生理リズム破壊、⑧ストレス反応、⑨免疫力低下、⑩学習能力低下。

あなたは「はじめて聞いた！」と耳を疑うでしょう。

それも、とうぜんです。教育も報道も、電磁波問題に触れることは「絶対タブー」なのです。

そこには経済的、軍事的な超巨大利権が絡むからです。

日本には「教育の自由」も「メディアの自由」も、もはや存在しません。

その冷厳な事実を、まずは見すえなければなりません。

本書は、あなたがまったく知らなかったタブーについて、説き明かしています。

電磁波の恐怖とは——

▼**ケータイ症候群**：長く使うほど、頭痛、めまい、疲労感。

▼**リニア新幹線**：電磁波被ばく四万倍！　下車後もガン増殖、数十倍に。

▼**精子三〇％減**：ケータイをズボンのポケットに入れるな！

▼**脳ＤＮＡ破壊**：マイクロ波二時間で遺伝子切断が六割増。

▼細胞が変形：二〇分で細胞が丸まり表面に亀裂……。
▼心臓マヒ：カエルの心臓九割が止まった。
▼子どもケータイ：英、仏、印、ロシア、使用禁止が常識。
▼三万ドル勝訴：海外は裁判ラッシュ。勝訴も当然。
▼ダウン症一〇倍：放送タワー林立の街で悲劇続発。
▼中継塔ガン四倍：三五〇メートル以内！　女性は一〇・五倍。
▼放送塔で白血病：五〇〇メートル以内九倍！（英サットン・コールドフィールド）
▼スカイツリー：発ガン電波をまき散らす。ヨーロッパでは建設禁止。
▼白血病死一五〇倍：鉄塔林立、大阪、門真《かどま》市の惨劇。
▼小児ガン五・六倍：高圧線近くに住むな！（ノルデック報告）
▼自殺四割増：高圧線付近は精神異常も増える。
▼乳児突然死：電磁波が悲劇リスクを三倍増やす。
▼IH流産：五・七倍！　有害電磁波、欠陥品、火災続発。
▼アルツハイマー七倍：電動ミシンで発病。
▼殺人オフィス：地下変電所で発ガン死一五倍。
▼オール電化：ガスの二倍高、三〇〇万世帯だまされた。
▼ホットカーペット：三〇〇倍危険！　発ガンマット。

▼**発電所職員**：脳しゅよう一二倍、急性白血病三八倍！
▼**電気技師**：子どもに神経しゅよう一二倍多発。
▼**パソコン奇形**：側で飼ったマウス奇形が五倍。

そして人類に新たな電磁波の脅威がおそいかかろうとしています。それがリニア新幹線と5G（第5世代通信）です。

リニアの乗客は、安全基準の四万倍も有害電磁波を浴びることを、政府はひた隠しにしています。そして、乗車した後には発ガン体質になり、発ガンリスクは数十倍に高まるでしょう。

もう一つが次世代通信の5Gによる被害です。人体、環境への影響はノーチェックで強行されています。実験と同時に二九七羽のムクドリが死んだ、という報告も。さらに、大衆洗脳に使われると専門家は警告している。

まだまだ、あげきれません。これら悲劇は「知る」ことで防ぐことができるのです。

耳をふさぎ、眼をとじる……それはあなたを、家族を、悲しみの淵に、みちびくことになります。知らないことは罪です。知ろうとしないことは、さらに深い罪なのです。

ページを開いてください。そこに、家族が生きのびる道筋があります。

超高速鉄道リニアと
「次世代ネットワーク」５Ｇ
あたらしい電磁波の脅威に
わたしたちは直面しています

序章　ストップ！　リニア、危険な５Ｇ

発ガン電磁波四万倍！　中国は五〇〇キロ新列車！

＊リニア暴走！　10大コメディ

私はいま、一冊の本をまとめて、深い絶望感にとらわれています。

それが『リニア亡国論』（ビジネス社）です。

「安全基準４万倍の電磁波による発ガン性。国民を道連れにして暴走する列車！　……導かれた先に待ち受けるのは日本の破滅」（帯より）

リニアで亡国――それは、オーバーでもなんでもない。

２０４５年完全開業を目指すリニア中央新幹線。それは最高時速五〇〇キロ。東京―大阪間の所要時間１時間７分という一大プロジェクトです。

このまま狂気のプロジェクトを放置したら、まちがいなくこの国は滅びるでしょう。

しかし、マスコミは一行も、リニアの「リ」の字もふれない。

なぜか？　リニアにふれれば、この壮大愚劣な計画で日本という国家が崩壊する……この真実がバレてしまうからです。

リニア中央新幹線は、〝悲喜劇〟として将来の日本人にのしかかるでしょう。

壮大な悲劇は、喜劇に通じる。その見事な例が、亡国リニア構想なのである。

『リニア亡国論』では、この狂気プロジェクトの10大欠陥を暴いている。

それはリニア10大悲劇であり、10大喜劇でもある。

あなたは、怒る前に笑いがこみあげてくるはずです。

喜劇1：「のぞみ」も五〇〇キロで走れるとは！
＊五〇〇キロ超で快走する超特急はすでに存在

新幹線「のぞみ７００系」は、日本が世界に誇る超高性能鉄道。とりわけサスペンション技術は世界屈指、群を抜いている。ＪＲ極秘実験では旧式三五〇系ですら時速四三一キロを軽くクリア。二つの台車を三台にするだけで、五〇〇キロどころか六〇〇キロ超えも、軽く可能なのだ。

フランスの誇るＴＧＶも、公開実験で最高五七四・八キロの猛スピードを記録している。

だから、時速五〇〇キロ運行はすぐにでも可能なのです。

しかし、なぜかこのニュースは日本では一切報道されず、闇に消されたまま。

そして、私は二〇一九年一〇月、中国を講演旅行で訪れショック受けた。

全土に新幹線網が整備、張り巡らされていた。総延長は二〇二〇年に三万キロ超と日本の一

●中国の時速500km/h、次世代高速列車の勇姿

写真0－1

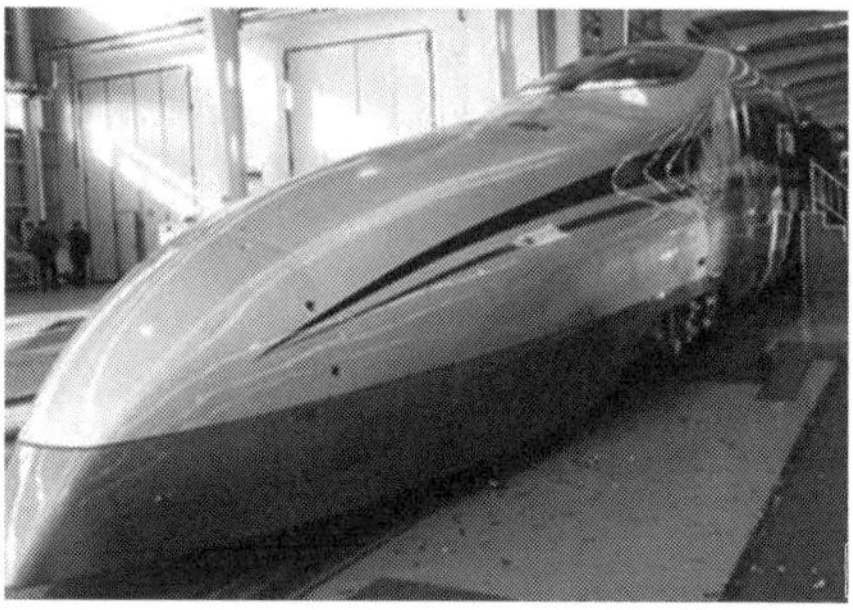

○倍！　最高速は当初計画では時速三八〇キロ。現在は少し落として三五〇キロで通常運転している。ちなみに、「のぞみ」は最高速二八五キロ。中国はアッというまに日本を追い抜き、高速鉄道普及で世界トップに躍り出た。

＊「リニア、意味ねぇじゃん！」

その象徴が時速五〇〇キロ超高速列車の新登場だ。中国古来の刃をイメージしたという超弩級デザインは、まさに迫力満点。それがすでに二〇一一年には完成していた……！

「中国国営通信の新華社は、二〇一一年一一月二六日、時速五〇〇km／hの運行が可能な高速列車が、週末に試験運行を行ったと伝えた」（北京、ロイター）

私も中国訪問までまったく知らなかった。時速五〇〇キロの列車が八年前に完成していたとは……。このニュースもまったく日本では報じられなかった。

またしてもなぜ？　理由はカンタン。子どもでもわかる。

「のぞみ」「TGV」そして「中国新列車」、どれも時速五〇〇キロ走行が可能である。

なら……リニアは、なんだ？

日本は時速五〇〇キロのリニアモーターカーを通すため、南アルプス地下にトンネルを掘り続けている。

若者なら、こう吐き捨てるだろう。

「リニア、意味ねぇじゃん！」

＊リニアを捨て鉄道をとった中国

中国の習近平政権は、壮大な「一帯一路」構想を掲げている。別名〝二一世紀のシルクロード〟。陸路と海路で東洋と西洋を結ぶ、空前絶後の計画だ。

中国政府は、なぜ時速五〇〇キロの高速鉄道を開発したのか？

それはまちがいなく、上海から北京を経てフランス、パリまでを結ぶためだ。

なぜ、習近平は超高速鉄道の開発に踏み切ったのか？

中国は当初、リニアに望みを託していた。二〇一〇年、上海万博では上海空港から市内へアクセスする近未来モデルとして、リニアモーターカーを完成させている。

しかし、それはあくまでデモ用に残しているだけ。私も取材で体験試乗してみた。

走行時間はわずか八分。最高速四三一キロを出したのは三、四分ていど。沿線には建物はなく、緑地が広がっていた。

●近未来のエアロトレイン。建設費は新幹線と同じで走行コスト3分の1

写真0－2

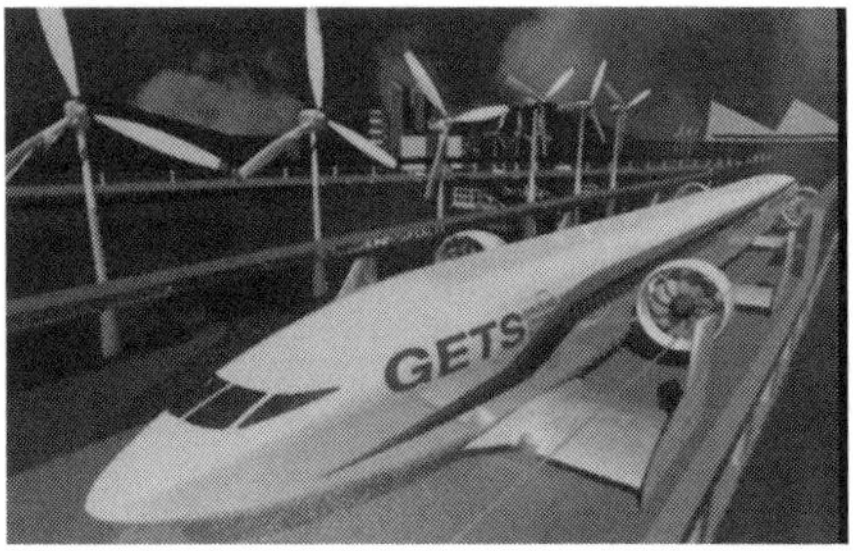

中国政府が、せっかく開発したリニアの鉄道網を断念した理由は、第一に既成鉄道で五〇〇キロ走行が可能なこと。第二に乗客の電磁波被ばくが不可避。第三にエネルギー大量浪費。中国は日本のリニア中央新幹線が、現在の新幹線の四〇倍も電力を食うことに呆れたはずだ。ここでも日本は、〝反面教師〟として中国にとって大いに役立つ存在である。

仏TGVが五七五キロを記録したのも同じ。彼らは、将来の一帯一路、ユーラシア大陸横断高速鉄道を見据えている。

それでも、日本は世界で唯一、無意味で愚劣なリニアの開発を遮二無二進めている。

マスコミや政府は「TGV」「中国列車」が時速五〇〇キロを達成している事実をひたすら隠す。それは「リニアが迷惑する」からだ。

国民が気づいたらリニアが単なるコメディであることがバレる。だから〝不都合な真実〟は潰す。そして、そんなクニは確実に滅びる。

ちなみに、超特急構想の代替案としてエアロトレインという選択肢もある。

東北大学工学部、小濱泰昭教授が提案している。文字通り、航空機の翼を極端に短くした形。地上約一メートルを浮上して走行（飛行！）する。建設費は新幹線並み。走行コストは三分のー！　じつに超おトクだ。

それで、時速五〇〇キロで運行する。エネルギーは沿線の風力発電と太陽光パネルでまかなう。

爆走する超高速列車より、こちらのほうがおすすめだ。

喜劇２：被ばく電磁波は安全基準の四万倍
＊無人列車！　運転士も乗車拒否？

リニア推進側は、これまで乗客が被ばくする電磁波量をひた隠しにしてきた。業を煮やした市民グループは、野党の国会議員に頼み、「質問趣意書」により問い質した。

これには、政府は回答義務がある。

提出されたのは国立環境研究所の報告書。そこには衝撃の数値が……！

なんと、客室の床上で電磁波被ばく量は四万ミリガウス！

電磁波「安全基準」として、国際的な電磁生体学の権威ロバート・ベッカー博士（ニューヨーク州立大学）は、一ミリガウスを提唱している（一五二ページ参照）。

それは、世界学界も承認、広く基準値として採用されている。博士はこう注意する。

「これ以下だと安全というわけではない。あくまでリスク・ベネフィットを勘案した妥協値です」

この「安全基準」と比較して、リニア乗客が被ばくする電磁波は、なんと四万倍！　ケタ外れも度がすぎる。あまりに凄まじい被ばく量です。

だから、リニア中央新幹線には「運転士がいない！」。まぎれもなく運転士の乗車拒否。労組がその危険度を知ったら猛反対して当然です。

＊ガン二四倍増殖（フィリップス報告）

リニアに乗ると発ガンリスクは数十倍に激増……？　この懸念には根拠があります。

「ガン細胞に低周波の電磁波を二四時間照射すると、ガン細胞の増殖スピードが二四倍に加速された」（Ｊ・Ｌ・フィリップス医師、一二六四ページ参照）

さらに、ガンは悪性化している。

「ガン細胞を攻撃してくる免疫細胞（ＮＫ細胞など）にたいして、強い耐性を獲得することが判った」「その形質は照射をやめた後も、数百世代までつづく」（同）

ガン細胞がわずか一日、電磁波を浴びるだけで、増殖スピードは二四倍となり、悪性化する。

フィリップス報告を裏付ける研究がＷ・ウィンター博士の研究です。

「人間のガン細胞に送電線や電気器具から発生する六〇ヘルツの電磁波をあてると、ガン細胞の増殖率が一六倍もアップ。ガンは悪性化した」

＊下車後、最悪のガン体質になる

つまり、リニアは降りた後が怖い。強烈な電磁波被ばくで最悪ガン体質になってしまう。

ここで注意すべきは、リニアで被ばくする四万倍もの電磁波は、フィリップス医師が実験に用いた低周波とは比較にならないほどケタ外れに強烈ということ。

実験で用いられた電磁波は、数～数十ミリガウスレベル。これにたいしてリニア乗客が被ばくする電磁波は、四万ミリガウス……！　数千から数万倍……戦慄の強度というしかない。

電磁波の健康被害は、その電磁波の「強度」×「時間」で決定される。

あなたがリニアに乗ると、いやおうなく強烈電磁波を浴びる。リニアに一時間でも乗れば、下車した後でも数か月、数年と体内のガン細胞増殖スピードは加速されたままである。

喜劇３：「絶対ペイしない！」ＪＲ東海社長の爆弾発言

ＪＲ東海の山田佳臣社長（当時）は、記者団の前で吐き捨てている。推進側トップが「リニア計画は破綻する」と公言しているのだ。さらに、ＪＲ東日本社長も「オレはリニアに絶対乗らない。死骸すら出てこねぇや」とは……！

これに慌てた安倍首相は二〇一六年、独断で、なんと三兆円もの〝エサ〟をＪＲ側にぶちこみ黙らせた。財政投融資という名目で、「破綻事業」に公金をバラまいたのだ。

森友学園八億円、加計学園四〇〇億円超をはるかに超える特別背任罪だ。

しかし、メディアは沈黙したまま。こうして、このクニは芯から腐り、朽ちていく……。

喜劇4：「新幹線の乗客半分がリニアに移る」の真っ赤な嘘

当初計画の見積もりも実にずさん。四万倍電磁波被ばくの恐怖を知れば誰も乗らない。さらに、全線九割がトンネル（それも南アルプス地下三〇〇〇メートルの暗黒）。いったん事故を起せば「死体も出てこない」……。

これで新幹線乗客の半分を奪えるとは、見通しが甘すぎる。

喜劇5：名古屋まで乗り換え時間ロスでやはり一時間四〇分

新駅は品川駅のはるか地下深く。運転間隔も二〇分以上。移動、待合いで体力と時間を食う。東京発「のぞみ」が先に着きかねない。

ぎゃくも同じ。新大阪から名古屋で、わざわざリニアに乗り換えるのも馬鹿ばかしい。そのまま「のぞみ」で寝ていたほうが早く着く！

喜劇6：爆発的に膨らむ建設費が日本を破壊

本州四国架橋ですら建設費は当初予算の四・六倍に膨らんだ。リニア建設費見積もり九兆円も確実に膨らむ。南アルプス深地下のトンネル掘削は像像を絶する難工事となる。それはＪＲ

側も認めている。工事費は五倍、一〇倍……と膨らみ、国庫は破綻、日本経済は沈没する。

喜劇7：電力消費、新幹線の四〇倍！　原発二基必要とは！

膨大な電力を必要とするリニア建設の裏の狙いは、原発再稼働～増設なのだ。原発利権も荒稼ぎ。これもリニアのコストとなる。

喜劇8：九兆円の談合犯罪、汚職……

いまどきこの規模の公共事業など、そうそうあるものではない。スーパーゼネコン、原発、電力、産廃利権――あとは知ったことか！　野となれ山となれ。経済疲弊した日本には、回復不能の致命傷となる。

喜劇9：九割トンネル、南アルプスの自然が破壊される

リニア工事強行は、観光、農業、その他地場産業に多大な被害をもたらす。

トンネル工事は無数の断層（破砕帯）を穿ち、大出水の超難工事となる。バスタブにキリで穴を開けるようなもの。アルプスの渓流は枯れ、景観は破壊され、野生動物たちも死滅する。つまり、日本屈指の観光資源が破壊されるのだ。大井川をはじめ下流河川も枯渇、汚濁で甚大な被害をこうむる。静岡県知事がリニア工事に真っ向から反対しているのも当然だ。

喜劇10：突然激落クエンチ現象。運転士も不在！　暗黒トンネルの惨劇へ

リニアの恐るべき欠陥、それがクエンチ現象だ。

超電導磁石が突然磁気を失う。リニア車両は落下、尻餅をつく。実験線で一八回も起こっている。原因は不明。ということは対策も不能。これは、リニアの致命的欠陥だ。

時速五〇〇キロで走行中にクエンチが起きる。すると車両は床や壁に激突する。リニア車両は鉄道法「規則」に違反し、燃えやすい軽量アルミ、プラスチック等で出来ている。壁面との激しい摩擦による火花で一瞬に燃え上がる。乗客は全員、火炎地獄で苦悶死する。

――以上。リニア計画そのものが、グロテスクで壮大な亡国政策であることは一目瞭然だ。

それでも、安倍首相らは推進を強行する。なぜか？

〝かれら〟は亡国の徒というより、表向き日本人の顔をした〝工作員〟なのだ。背後に彼らを操る巨大な〝闇の勢力〟が存在する。

リニアは日本というクニの破壊工作に使われているにすぎない。

その真実に気づいている人は、あまりに少ない。

ストップ！　危険な５Ｇ、スマホで十分もういらない

＊今のスマホで十分なのに、なぜ？

もう一つ、わたしたちの生活に危険な電磁波の影が覆いかぶさっています。

それが、新たな無線通信システムに使われる膨大量５Ｇ電磁波です。５Ｇとは（世代：Generation）の略。携帯は１Ｇから２、３、４Ｇと世代が変るごとに通信量と速度が大幅にアップしています。〝ガラケー〟は３Ｇ、今のスマホは４Ｇです。

わたしは、今でも〝ガラケー〟です。

「なんでスマホにしないんですか？」

まわりから不思議がられます。しかし、必要性を感じないのです。通話とメール以外に、何が必要なのでしょう？　まさに、わたし自身がガラケーですね（苦笑）。

わたしの周囲のスマホ愛用者も、５Ｇには戸惑っている。

「今のスマホで十分なのに……余計なものはいらない」

＊５Ｇ暴走はリニア暴走と同じ

現在、国内主流の４Ｇシステムとくらべると、５Ｇの通信速度は約一〇〇倍に跳ね上がります。現在、数分かかっている映画一本のダウンロードも約三秒で済む……という。

今のスマホでも凄い情報量なのに、その一〇〇倍ものスペックが必要なのか！

テレビＣＭでは、スポーツ中継でも、いろんな角度から選手が見られる……という。それがどうした？　あっちこっち視点が動いてうるさいだけ。じっくり腰を落ち着けて観戦したい向きには、目障りなだけの機能だろう。

まさに、オーバースペック。技術が需要をはるかに追い抜いて暴走している。

これは、リニア暴走にも通じる。ニーズつまり消費者の声をまったく無視して、業界が独断で決定し、独断で推進している。消費者、国民の声はおいてけぼりだ。

●数十ｍおきアンテナ林立の恐怖！　逃げ場なし

＊信号機、ビル窓、マンホールまで

５Ｇ最大恐怖は、アンテナ群の林立だ。

５Ｇで新たに用いられるのは「ミリ波」と呼ばれる電波。波長が極めて短く、それだけ特性は光に近くなる。つまり、直進する。すると住宅やビルなど障害物で妨げられる。

それを防いでミリ波を飛ばすには、アンテナの数を多くするしかない。ラジオなど波長が長い電波なら建物の周囲に回り込めるが、5Gはそうはいかない。

図0-3は、5Gが普及した未来社会の街角。電柱上部のアンテナから歩道に向けて5Gビームが放射されている。ビル壁面のガラスアンテナはビームを反射し、真下の歩行者に照射する。その他、5Gアンテナは信号機、ビル窓、マンホールにまで密かに設置される。まさか、足下のマンホールから有害電波が襲って来るとは、誰も気付かない。

さらに呆れたことに、5G普及社会では街路樹も切り倒される。5G電波の妨げになる……というのがその理由。環境破壊しても5G強行――。そのゴリ押しの姿勢が恐ろしい。

はやくいえば、未来の5G社会で、あなたはアンテナの〝剣山〟の中で暮らすことになる。逃げ場は、いっさいない。外出すれば、子どもからお年寄りまで、〝剣山〟から放射される有害電磁波に例外なくさらされる。

＊スパイク波はさらに一〇倍危険

「周波数に関係なく、人工電磁波は危険」とベッカー博士は指摘しています。

ところが、電磁波の波形によって、さらに危険度は増します。

自然な形のアナログ波にくらべてデジタル波のほうが有害。そして、スパイク波はさらに危険なのです。

●5G最大の恐怖はアンテナの林立。逃げ場なし

図0－3

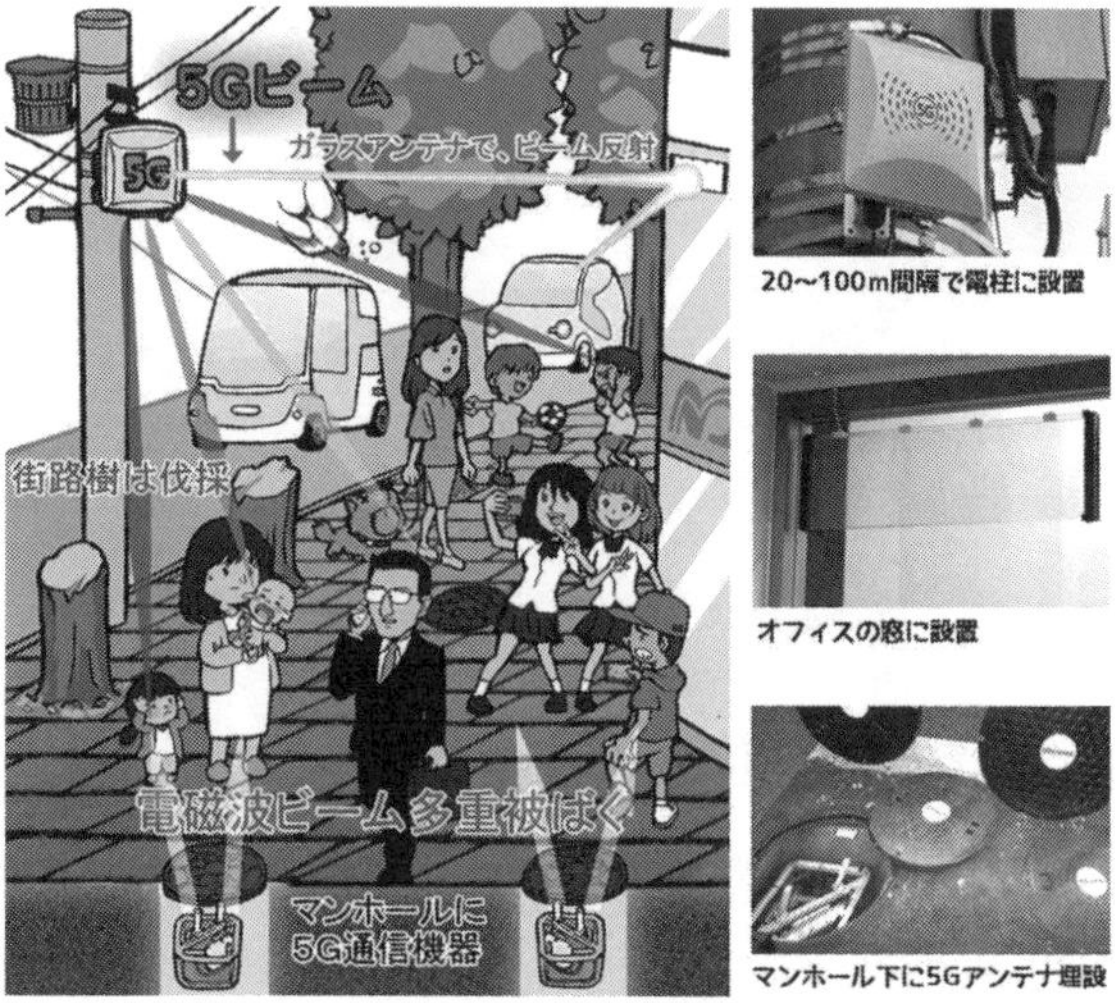
5Gビーム
5G
ガラスアンテナで、ビーム反射
街路樹は伐採
電磁波ビーム多重被ばく
マンホールに
5G通信機器
20～100m間隔で電柱に設置
オフィスの窓に設置
マンホール下に5Gアンテナ埋設

伝送する情報量を増やすため電波の波形は……アナログ→デジタル→スパイクと進化しています。しかし、それだけ自然界に存在しない波形なのです。

荻野晃也博士（元阪大工学部講師）は「スパイク波はデジタル波より、さらに一〇倍危険」と警告しています。

＊日本の規制は六〇～一〇〇万倍も甘い

日本は世界でも、5G電磁波被ばくが過酷となる……。なぜでしょう？　その理由は「電波安全基準」がきわめて甘いからです。一三七ページの表2‐8を見てください。

先進国の電波規制値を比較したものです。もっとも厳しいのがオーストリアのザルツブルグ市などで、〇・〇〇一μW／㎠（室内〇・〇〇〇一μW／㎠）。これに対し日本は、

ナント六〇〇〜一〇〇〇μW／㎠。もっとも厳しいザルツブルグ市の六〇〜一〇〇万倍！

その理由は、アメリカの属国だからです。

米、加とも規制値はやはり六〇〇μW／㎠。アメリカは米軍の軍事行動を自由にするため、電波安全規制を極限まで緩くしたのです。

軍事的にもアメリカの奴隷国家である日本は、ケタ外れに甘い電波〝安全基準〟を飲まされているのです。

「東京タワーやスカイツリーはヨーロッパでは建設できません」

こう言うと、全員絶句します。オーストリアやロシア、スイス、イタリアなどでは、周辺に放射する電波強度が、その国の「安全基準」を超えてしまうからです。

かつて、バチカンの僧侶が数人、イタリア当局に逮捕されるという事件が話題になりました。バチカン放送が流すラジオ電波が、イタリアの「安全」規制値を超えていたからです。

イタリアで市街にスカイツリーを建てたら、関係者は全員逮捕です。

●ムクドリ大量死！　牛が倒れた！　5G実験で動物に異変

＊二九七羽がバタバタと……

「……公園の二九七羽のムクドリが死んだ！」

海外から衝撃ニュースが飛び込んできた。二〇一八年一〇月、オランダのハーグで駅前に設置した5Gアンテナ塔から実験電波を飛ばしたところ、隣接する公園の木の枝に止まっていたムクドリが次々に落下。墜落死したムクドリの数は、確認されただけで二九七羽にのぼった。鳥を解剖チェックした研究者によれば、伝染病などの他の疾患はいっさい見つからなかった。けっきょく、5Gのマイクロ波が鳥の心臓を止め、突然死を招いたと地元メディアは報道しています。

カエルの実験でも、電磁波を照射すると九割以上の心臓が止まった、という報告があります。

その他、各地から5G実験による動物たちの奇妙な行動の報告があいついでいる。

照射の瞬間、水鳥たちが一斉に水中に頭をつっこんだ。狂ったように水面から翔び立った。牧場の牛が次々に倒れた……など。

人間の被害報告もあいついでいる。アメリカ・サクラメントの消防署では、付近に5G基地局が設置されて以来、何人もの消防士が頭痛や不眠を訴えた。これら体調不良の消防士も、別の署に移動したとたん、症状は収まった、という。

これら野生動物や人間にみられた異常な症状は、明らかに電磁波被ばくによるものです。

頭痛、不眠、めまい……などは、電磁波過敏症の典型的な自覚症状。被ばくがさらに続けば、ガン、異常出産、意識障害、自殺など深刻な被害を引き起こす。

「5Gはタバコと同レベルの発ガン性がある」。ガン研究の世界的権威A・ミラー博士（トロント大名誉教授）ですら警告している。

「5G基地局では、周波数、偏重法を瞬時に切り換える技術が使われる。これは精神にも影響を及ぼす。だから、5Gは直接的な身体被害に加えて、国民の精神も操作される恐れがある」

（平清水九十九氏、物理学者）

＊国家も反対に立ち上がった

「ブリュッセル市民は、モルモットではない」

ベルギーのセリーヌ・フレモールト環境大臣は決然と言い放った。この発言は、通信電話会社が同市で展開していた5Gパイロット事業の中止を求めたもの。

世界中でいま、環境グループや市民たちが5Gに反対運動を繰り広げている。しかし、国家レベルで反対を唱えたのはベルギー政府が初めてのケースです。

同国より厳しい電波「安全基準」を定めている国は多い。

5G電波の被ばく量を厳しく制限するか、あるいは計画中止を要求する国が増えてくることは、まちがいない。

これと真逆なのが日本政府の対応。総務省は二〇一九年四月一〇日、NTTドコモなどモバイル事業者四社に、「次世代通信企画：5G」に必要な電波割当を行った。

●5G究極目的は大衆マインド・コントロール?

*六〇年代、すでに牛で成功

研究者たちの懸念は、ムクドリの墜落死だけではない。

「5G電波がマインド・コントロールに使われる!」

専門家によれば、5G周波数の波形が脳神経活動と酷似しており、脳に侵入する5G電磁波を操作することで、人間の思考や感情を外部から操作することも可能という。

まるでSF映画のような話だが、それは現実に可能なのだ。

すでに一九六〇年代、脳神経学者ホセ・デルガード博士(一九一五~二〇一一)は、歴史的な公開実験を行っている。

それはスペインの闘牛場で行われた。博士の前には荒々しく荒れ狂った闘牛。それに対峙する博士は、無線の発信装置を手にしている。じつは、闘牛の頭には何本もの電極が埋め込まれ、その先端は脳の各野に到達していた。博士の手元から無線で核電極に電波が送られ、その都度、電気刺激が牛の脳に伝えられる……という仕組みだった。

さて――。牛は猛然と角をふりかざし、博士に向かって突進してきた。

観衆から悲鳴があがる。しかし、博士は動ぜずに無線機の電極ボタンを押した。すると、猛牛はピタリと静止。さらに、別のボタンを押すと、牛はその場にごろりと横たわった。さらに別のボタンを押すと、なんと牛は眠り始めた！

これは、外部から動物の喜怒哀楽をコントロールすることが可能であることを示した画期的な実験となった。

それから半世紀以上がすぎている。外部からの脳刺激で自在に感情・思考をコントロールする技術は、飛躍的に進んでいる。主に軍事・諜報面で密かに開発され、実行されてきたのだ。

＊大衆暴動も自由に起こせる

人間の脳の各分野は、喜怒哀楽で反応する部位が異なる。

そこに、脳波に連動する周波数の波動を送り込む。すると、操作する側の思い通りの感情を被験者に起こすことができる。つまり、外部から電波を被験者に送ることで、思い通りの行動を起こさせることすら可能なのだ。

これこそマインド・コントロールの極致。この〝洗脳〟テクニックは、不特定多数の大衆に向けても可能だ。それは、南アフリカの機密実験で成功している。

民衆に暴動を起させたり、鎮めたりすることも可能というから恐ろしい。かつて起こったロサンゼルスの黒人暴動なども、この〝洗脳〟装置が使われた、という。

そして……。５Ｇは、この大衆扇動システムをより高度化させたものという。

●鳥の墜死、市民に不調、メディアも続々警鐘

＊増え続ける不眠、頭痛、めまい

5Gの強行導入には、メディアからも疑問の声が上がっています。

「……5Gの普及には、従来よりも基地局を多く設置する必要があるとされ、電磁波による健康への影響を懸念する声が上がっている」（『東京新聞』〈こちら特報部〉2019/4/11）

同紙は、政府や業界は、メリットばかりうたって危険性を隠している、と批判する。

さらにこの記事を受けて、『女性自身』（8／20）も警告の特集記事を組んだ。「日本中が電子レンジと同じ状態に」「5G実験中に、二九七羽のムクドリが死んだ！」（同誌）。

女性向け雑誌らしく「ブラジャーのワイヤーが乳ガンを招く」という専門家の懸念も紹介。

「人間の神経は電気信号です。外部から強い電磁波を浴びることによって、その電気信号が乱れる。頭痛や不眠、めまい、ひどい場合は、意識障害といった危険性が指摘されています」（丸山アレルギークリニック、丸山修寛医師）

同クリニック患者の三割は電磁波過敏症という。ここ数年どんどん増え続けている。

「4Gが開始された時期や家庭内でのW-i-F-i普及と関係があるのでは」（同氏）

＊日本中が電子レンジと同じに！

５Ｇで使われるマイクロ波は、まさに電子レンジと同じ。４Ｇよりさらに波長が短くなり、それだけ危険性も増す。そのため「電子レンジの中に体を入れたように、体の各部に炎症を起す可能性がある」と丸山医師は警告する。

「とくに目が電磁波に弱く、黄斑変性症や網膜剥離を引き起こすとされています。発ガンも懸念され、とくに肺ガン、乳ガンとも関連が疑われています」（同）

丸山医師は、スマホの電磁波から身を守る五か条をあげる。

①イヤホンを使用し距離をとる。
②充電中は通話してはいけない。
③枕元に置いて寝てはいけない。
④ブルートゥースは使用しない。
⑤ノンワイヤー・ブラに替える。

●「ストップ　５Ｇ！」反対同盟スタート

＊世界に呼応し日本でもスタート

世界中の市民たちが、「ＳＴＯＰ　５Ｇ！」の掛け声のもと立ち上がっています。

日本で、私たちもそれに呼応して立ち上がりました。

それが「5G反対同盟」です。ネットで参加を呼びかけています。おどろくほど多くの方から、参加申込をいただいています。

その第一の目的は、世界の目覚めた市民たちと同じ。「ストップ　5G！」です。さらに「5G反対ビデオの制作」「電磁波防御グッズの開発」「反対署名活動」などを行っています。

クラウド・ファンディングで支援金を募り、そういった活動費に充てています。

電磁波から身を守る基本は、自己免疫力を高め、電磁波で傷ついた細胞を修復することです。

そのため「5G反対同盟」では、信頼できる「健康関連商材」をピックアップしています。

＊住民運動が勝利！　小林市条例

「政府が決めたことに反対してもしょうがない……」

こんな弱気の人がいます。「長いものにまかれろ」。日本人特有の無力感です。世界でも、日本人ほど権威に弱く、腰砕けの国民は珍しい。

ベルギーでは、国をあげて5G導入に反対しているのです。それだけこの計画が、環境や健康の安全を無視して強行されていることの証しです。

すでに日本でも、4Gレベルで携帯基地局の建設に反対し、勝利を勝ち取った住民グループがあります。その一つが、宮崎県小林市の例です。

まず、保育園児たちに鼻血を出す子が続出。園児の異常の原因は、保育園の隣にそびえる携帯基地局アンテナから放射されるマイクロ波だった。

そこから、親たちをまきこんだ反対運動がスタートした。ねばり強い運動の結果、市民たちは「携帯基地局条例」を勝ち取った。

その内容は「業者は住民の合意なく、基地局の建設、改変を行ってはならない」というもの。

これは、きわめて画期的な条例です。同様の条例を、やはり鎌倉市の市民たちが勝ち取っています。これらを前例として、この条例を全国に広げましょう。

●次々と明らかに！　５Ｇの隠された恐怖

全世界で、市民や科学者たちが、５Ｇ反対の声をあげ始めています。

その脅威をもっとも受けるのは胎児、子ども……そう、弱者たちです。

人類の次世代を受け継ぐ命が、真っ先にダメージにさらされるのです。

この事実を忘れてはいけない。だから、世界中のめざめた市民たちが決起しているのです。

――以下、５Ｇがらみの世界最新ニュース。

■５Ｇに深刻な一七健康被害：マイクロソフト・カナダ支社元社長が、命がけの内部告発。当のＦ・クレッグ氏はYouTubeに衝撃動画を公表した。「業界は５Ｇの性能ばかり強調するが、安全テストは一切行われていない」（同氏）。

その告発はショッキングだ。

「使用するミリ波は、アメリカやイスラエルが雲を操作するために使用しているものと同じ。皮膚に痛みが走る。５Ｇが実施されると人々は三六五日さらされ、次の健康被害が続出する。――不眠症、頭痛、疲労、動悸、不整脈、不妊症、耳鳴り、四肢のシビレ・麻痺。そして、ガン、糖尿病、永久的なＤＮＡ損傷……。さらに、次の精神症状がおそう。不安、うつ、ＡＤＤ（注意欠陥障害）、ＡＤＨＤ（注意欠陥多動症）、自閉症、そううつ、情緒不安定」

■五〇〇人の悪人ロビイスト：クレッグ氏はさらに告発する。業界が根拠にする〝ガイドライン〟もお粗末。「二〇年前の完全に時代遅れの代物。ロシアや中国の方が一〇〇倍ましな安全基準を作成している」。

さらに、世界的５Ｇ強行の背後に「五〇〇人の悪人」がいるという。それは通信業界が抱えるロビイストたちだ。業界は数年前から５Ｇの「危険性」に気づいていた。しかし、かつて「タバコ業界がそうしたように、不都合な情報はひた隠しにしている」。

■英国で鳥が次々に落下：イングランドの都市コヴェントリーで、この異常な光景が多発している。撮影者ブラウン氏は地面に不審な複数の鳥の死骸を発見。地面でもがき苦しんでいる鳥もいた。この事件を報じる『Daily Star』（２０１９／10／16）によれば、一〇月から５Ｇ運用が開始されたとたんに起った現象という。

「話している最中も文字通り、鳥が木から落ちています。至るところに死骸があります」（同氏）

■神経兵器が使われ始めた：「個人の脳細胞を混乱させる神経兵器が一般でも使用され始めた」。米ジョージタウン大学病院Ｊ・ジョルダーノ博士は、神経兵器の存在を告発。一般人が実験対象とされているという。メカニズムは「電磁波照射で発生した空気の泡が脳に衝撃を与え、意識消失等を引き起こす」という。さらに「耳鳴り」「ふるえ」などの症状も。ペンタゴン（米国防総省）も電磁波兵器の存在を認めている。

■Ｗｉ－Ｆｉアレルギー患者の悲惨：英国女性ロジー・クラットエェルさん（七〇）は、毎晩、銅と銀の糸でできた毛布にくるまらないと眠れない。彼女はＷｉ－Ｆｉ電磁波アレルギーで、これら特殊毛布で体を覆わないと体調を崩してしまう。彼女は同じような過敏症の仲間を集め、自治体に対策を求め訴え続けている。「もし5Ｇが導入されたら、私はどうなってしまうのか。本当に恐ろしい」（ロジーさん）（『New York Post』）

その最多症状は不眠症で、日本でも約二五〇〇万人が不眠症という。その最大原因が、じつは携帯基地局や屋内Ｗｉ－Ｆｉなどの電磁波なのです。

■５Ｇ電波が気象衛星を妨害：各国の気象庁は、５Ｇが導入されるとその電波が気象衛星の予測を妨害する、と警告している。「新５Ｇモバイル通信網からの信号によって、破壊的な嵐の予測や追跡がより困難になるだろう」（気象専門家）

つまり、５Ｇは気象衛星からの情報に干渉する。気象予測システムを〝破壊〟するのだ。フランス気象庁責任者E・アレイ氏は断言する。「5Gの経済利益をとるか、人命の代償をとるか」。結論はいうまでもない。（「Yahoo! ニュース」）

■スイスで反対運動激化：二〇一九年九月二一日、スイス首都ベルンの政府庁舎前で、大規模な5G反対デモが繰り広げられた。ジュネーブ州でもアンテナ設置工事の凍結を求めるオンライン署名が急増。5Gアンテナによる健康被害防止の住民投票を要求する声も上がっている。市民は「5Gには前例のない健康リスクがある、と5G全面禁止を当局に要求している。スイス医師会も5Gの危険性に注意を呼び掛けている。電波『安全基準』全基準を引上げるべきではない」（「AFPBB News」）

■5G基地局に反対！ 全米都市に：カリフォルニア州北部の市町村は、あいつぐ健康への悪影響を理由に、住宅地での新たな5G基地建設の阻止条例をつぎつぎと成立させている。オレゴン州、モンタナ州でも住民が反対ロビー活動を展開。ニューハンプシャー州など四州の州議会は、5G健康影響を詳しく調査するよう連邦議会に求める法案が提出された。このように5Gへの不安と抗議は全米に拡大している。

体からはなすほど
安心です
いろんな工夫で
かしこく使いましょう

第1章　ケータイにイヤホンマイクを!

ケータイ症候群

携帯電話で頭痛がしたり気分が悪く
めまいや耳がほてる、ヘンですか？

●マイクロ波ダメージへのアラーム

＊マイクロ波の害にたいする身体の悲鳴

わたしは電磁波過敏症です。

ケータイを耳にあてる。すると、たちまちゾワーッとイヤな頭痛……。

頭に〝しみ込んで〟くる。マイクロ波がしみ込んでくる感じが、モロにわかるのです。そして、頭がズーンと痛くなる。一分以上うっかりしゃべったら、翌日まで頭が痛かった。それもそのはず「二時間のマイクロ波照射で、脳DNA切断が六割増える」ほど、マイクロ波の脳細胞の破壊力はすさまじい。頭痛やめまい、耳のほてりなど可愛いものです。

グラフ1－1は、これら症状が通話時間でどれだけ増えるかを示したものです（九八年、ノルウェー、マイルド博士他）。

①めまい、②不快感、③集中力の欠如、④物忘れ、⑤疲労感、⑥頭痛、⑦耳後ろの温感、⑧耳

に温かさ、⑨肌の灼熱《しゃくねつ》感、⑩肌のヒリつき、⑪その他……。

これら症状を、〝ケータイ症候群〟と呼びます。ほとんどの携帯電話ユーザーが、大なり小なり感じる違和感です。あなたも経験があるはず。それを、ひとより強く感じると電磁波過敏症と呼ばれるのです。つまり電磁波は体内の電気信号を〝乱す〟のです。

＊使用時間に比例して発症率も急増している

グラフ1－1は使用時間を――⑴二分未満、⑵二～一五分、⑶一五～六〇分、⑷六〇分以上と四段階に分けて、症状がどれだけの割合（％）でおこるかを、観察・集計したものです。すべての症状について、通話時間が長くなるほど、発症率が急増しています。

通話時間に比例して症状が増える。ということは、あきらかに、これらケータイ症候群は、マイクロ波被ばくによる生体変化なのです。①目まい、②不快感……⑤疲労感、⑥頭痛、⑦温感など、これらは、すべて生体ダメージに身体が悲鳴をあげ、拒絶反応をしめしているのです。

さらに、からだの内部では、ＤＮＡ損傷や発ガン、神経細胞の変形、脳細胞からのカルシウム流出、異常な神経ホルモン減少など異変があいついでいるのです。

〝ケータイ症候群〟は、その悪影響にたいする身体のアラームです。

●ケータイ症候群、話す時間が長いほど体がやられる

グラフ1－1　1日の通話時間とノルウェーの携帯電話利用者（主にアナログ）に見られる有病率

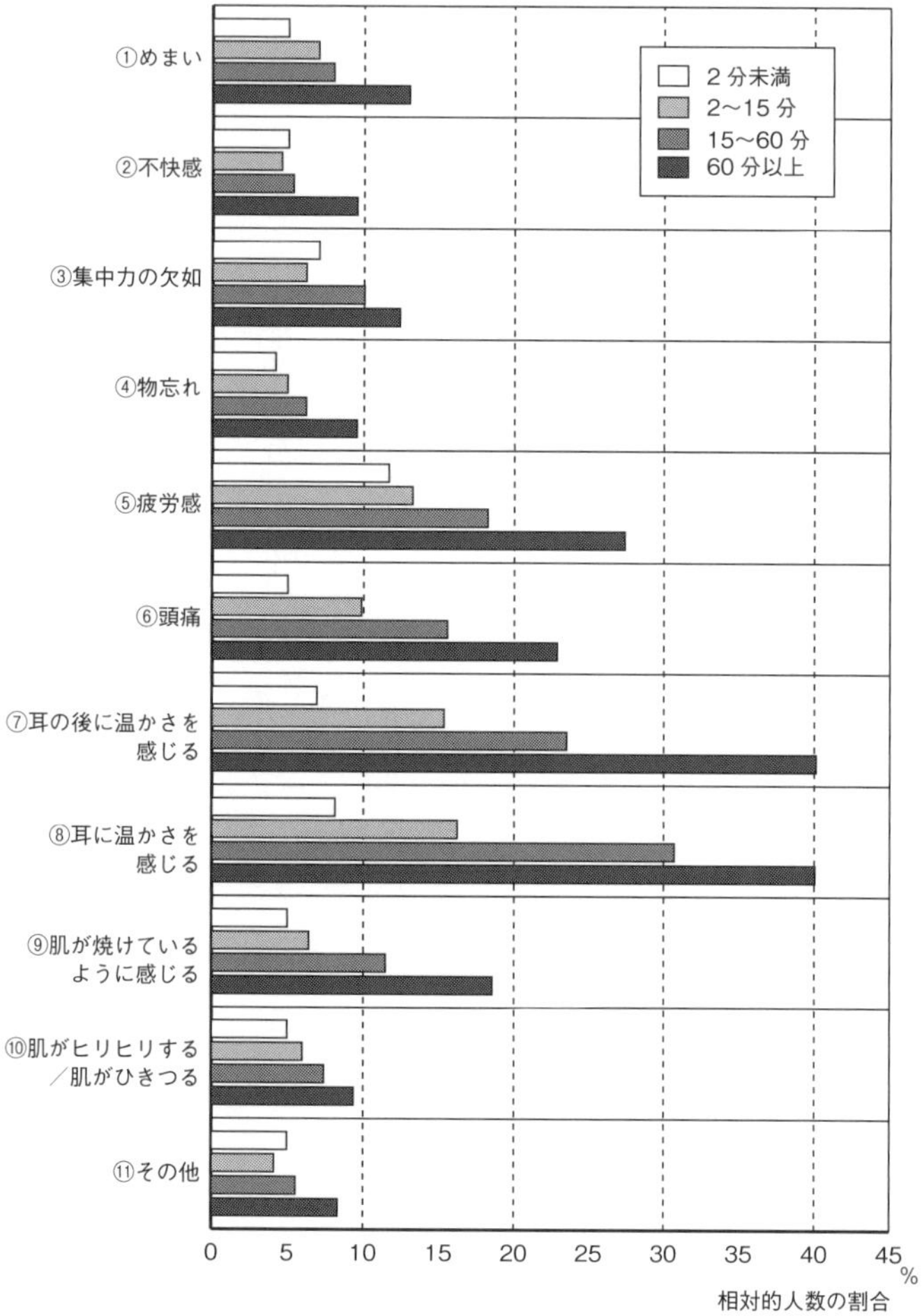

出典：Mild 他（1998年）

＊〝未体験頭痛〟、眼のかすみ、吐き気、思考困難……

ホッキング博士（オーストラリア）は九八年、四〇人のケータイ・ユーザーを観察しています。その結果、被験者の数人が「頭部からアゴ、首、肩にかけて広がる痛みをともなった『頭痛』を感じる」と訴えています。さらに「多数の者が電話をかけはじめて五分以内に、『頭痛』を感じ出す」（同博士）。

その他の一二名も、「使用日数が増えるにつれて『頭痛』を訴えるようになった」という。興味深いのは被験者四〇人全員が「典型的な頭痛とは質の異なる頭痛を感じた」とのべている点。わたしが感じたゾワーッとする、それまで経験したことのない不快な頭痛です。強力なマイクロ波が脳に侵入してくるのです。そんな体験を人類はだれもしていない。だから、〝未体験の頭痛〟と表現している。さらに四〇人中一一人は「目のかすみ」を訴えた。一五人は「吐き気」「めまい」「酔ったような症状」を感じ「思考すら困難を覚える」ほどになった。

これらは、ほとんど、わたしが体験した電磁波過敏症状です。

うち一人は「耳鳴り」が長時間つづいた。さらに長時間ケータイを使用した被験者は「難聴」「めまい」が長い間つづいたと、訴えています。

これらさまざまな症状は、耳に直接、ケータイをあてることからおきるのです。

ダイレクトにマイクロ波は脳内に侵入します。不快症状＝身体アラームに耳を貸し、イヤホンマイクなどの対策をすべきです。すると、症状はウソのように消えていきます。

あてる側にガン多発

右利きです。
右側の脳に脳しゅようができるの？

●脳しゅよう二〇代に五倍！

＊ケータイは耳にあててはいけない理由

ケータイは耳にあててはいけない。その理由は、あてた側の脳にしゅようができるからです。

「一〇年以上ケータイを使用すると、脳しゅようが三・九倍増える」

二〇〇四年、スウェーデン、カロリンスカ研究所の報告です。

これを受け、英国王立協会は国際会議を開催、「二〇代は携帯電話による脳しゅようリスクは五倍になる」という衝撃的結論にたっしたのです。さらに日本の研究グループは「耳にできるしゅよう（聴神経鞘腫）は、一日二〇分通話しただけで二・七四倍に増える」と警告しています。

図1-2はユーザーが右利きだったケース。ケータイを耳にあてて、長い間使用してきたため、発ガン性のあるマイクロ波が脳内を刺激し脳しゅようが発生したのです（矢印）。

●耳にペタンと当てると脳しゅようが４～５倍

図１－２　通話中にケータイが当たる部分に脳しゅよう！　ユーザーのＸ線写真を図に描いたもの。右側の白い円がガン。

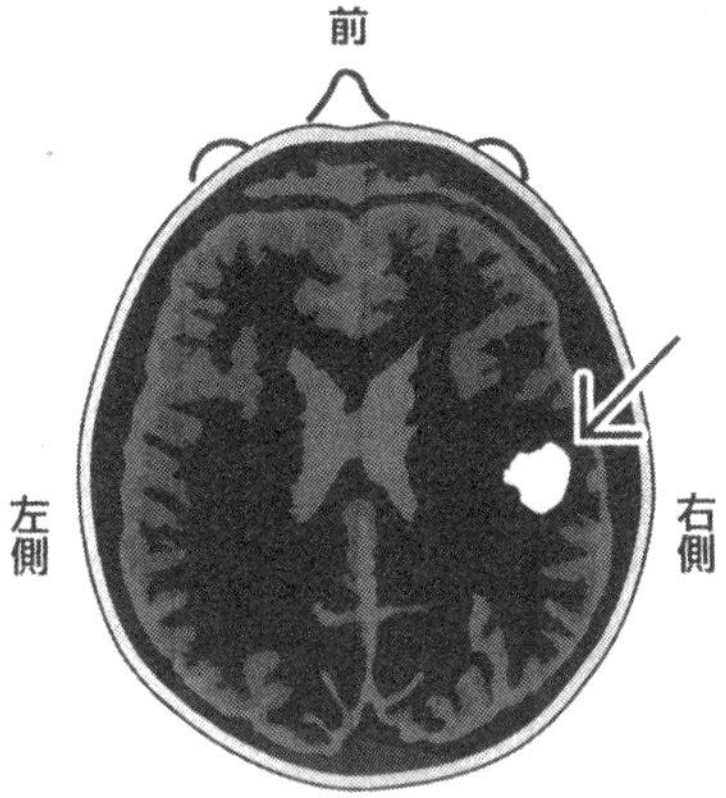

出典：『ケータイで脳しゅよう』（三五館）

「ケータイを使用する側の脳に、ガンが約二・五倍も多発している……」（スウェーデン、Ｌ・ハーデル博士、オレブロ医学センター）

博士らはアメリカと共同で、一九九九年五月、徹底した疫学調査を実施。その結果、「ケータイをあてる側の脳に脳しゅようが多発している」と公表。世界的な反響をまきおこしました。

「二〇九例の脳しゅよう患者の臨床データを精査し、脳しゅよう多発が見られた」（同博士）

さらに、その発ガンには携帯アンテナが作用しているという。

「耳にあててつかうと、アンテナは、ちょうど耳の後ろに位置することになります。初期しゅようの多くは、ちょうど、その部分に発生しているのです」

つまり、アンテナから発信される強力マイクロ波に被ばくしたところから発ガンした。博士は「アンテナから離れた位置の前頭葉、頭頂葉には、脳しゅようが見られなかった」こともマイクロ波原因説の根拠としています。

＊一〇年以上では七七％も発ガン率が高まる

「ケータイを使っている期間が長いほど、脳しゅようリスクは高まる」（ハーデル博士）

博士は、ケータイ使用期間と脳しゅよう発生との関連も調査。脳しゅよう患者一六七一人に二一項目のアンケート調査を実施した（回答率八八％）。

疫学調査は、まったく同数のひとたち（比較対照群）にも、行われます。その差から病因を特定するのです。

その結果、「脳しゅよう」の診断を受ける以前に、一年以上ケータイ（アナログ）を使用していたひとでは、非使用者にくらべて、脳しゅよう（良性）の発生率が二六％も高かった。五年以上の使用者で三五％、一〇年以上では七七％……と、あきらかに使用期間が長いほど脳しゅよう危険率が高まるという結果が証明されたのです。

これらの研究リポートは「ケータイで脳しゅようになる」という厳然たる事実を立証したのです。

脳ホットスポット！

携帯電話で話すとマイクロ波が脳中心を直撃するって、まさか？

●ほんとうです。中央に集中するのです

＊マイクロ波エネルギーは脳中枢で突出！

ケータイ電波は、均一に脳を侵すわけではない。

グラフ1―3を見てください。

これが携帯電話のマイクロ波が脳中心を直撃する〝ホットスポット〟現象です。つかったのは直径二〇センチの球体モデル。中に液体を満たしています。グラフ右図に、携帯電話と同じマイクロ波をあてたとき、熱でどの位置に発生するかをあらわします。ケータイ使用時と同じように左側からマイクロ波を右に向かって照射します。そうして、熱発生分布を調べたのです。

その結果は驚愕《きょうがく》的でした。入射点から一一センチ、ほぼ中心部の温度が突出して高くなっています。まさに、文字通りの〝ホットスポット〟です。波長の短い強い電磁波には〝熱効果〟

● “ホット・スポット現象”：脳の中枢にマイクロ波エネルギー

グラフ1－3

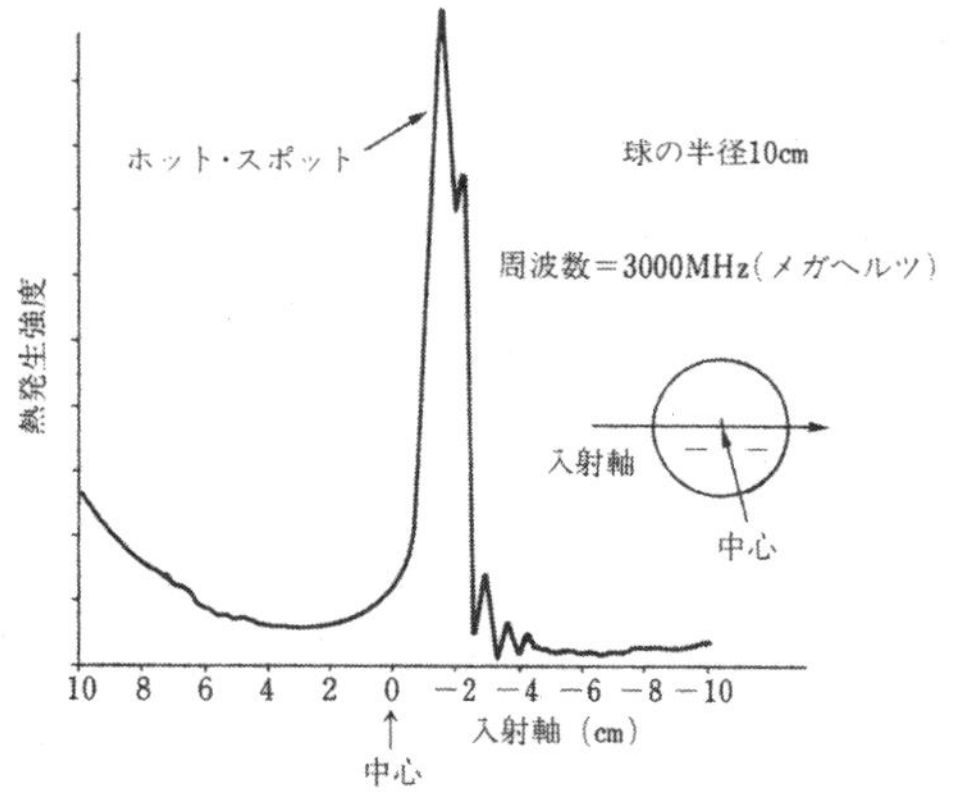

出典：球体モデル内の熱発生分布、Kiriticos と Schwan　1972 より修正引用：IEEE Trans. BME19,53(72)

とよばれる現象があります。電子レンジが典型です。その〝熱効果〟が球体モデルの中心部に突出してあらわれる！　これは波動の〝レンズ効果〟といえます。直径二〇センチの球体は、ちょうど人間の頭に匹敵します。つまり、この球体モデル実験は、ケータイのマイクロ波エネルギーが脳中枢にケタ外れに集中することをしめしているのです。

＊携帯マイクロ波の七割が頭に吸収される

ついで九六年、米ワシントン大、H・ライ博士らは衝撃の報告を行いました。携帯電話のマイクロ波が、わずか二時間の使用で、四時間後の観察では脳DNA破壊を六割も激増させることを報告したのです（グラフ1－4）。この衝撃発表を受けて『サンデー・タイムズ』紙（一九九六年四月一四日）は「危険！　携帯電話があ

●わずか2時間で脳DNA破壊60%増！

グラフ1－4

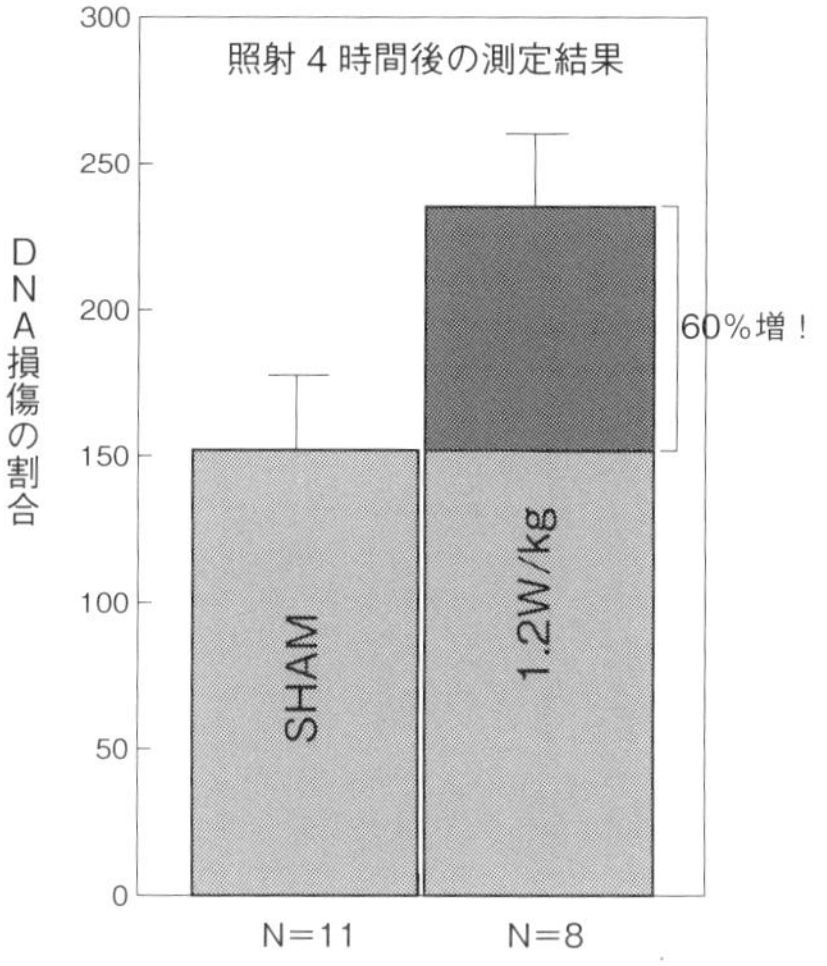

出典：『ガウス通信』No.19　一部改変

●「危険！　携帯電話があなたの脳を“料理”する」

図1－5　ショッキングな英『サンデー・タイムズ』紙の警告

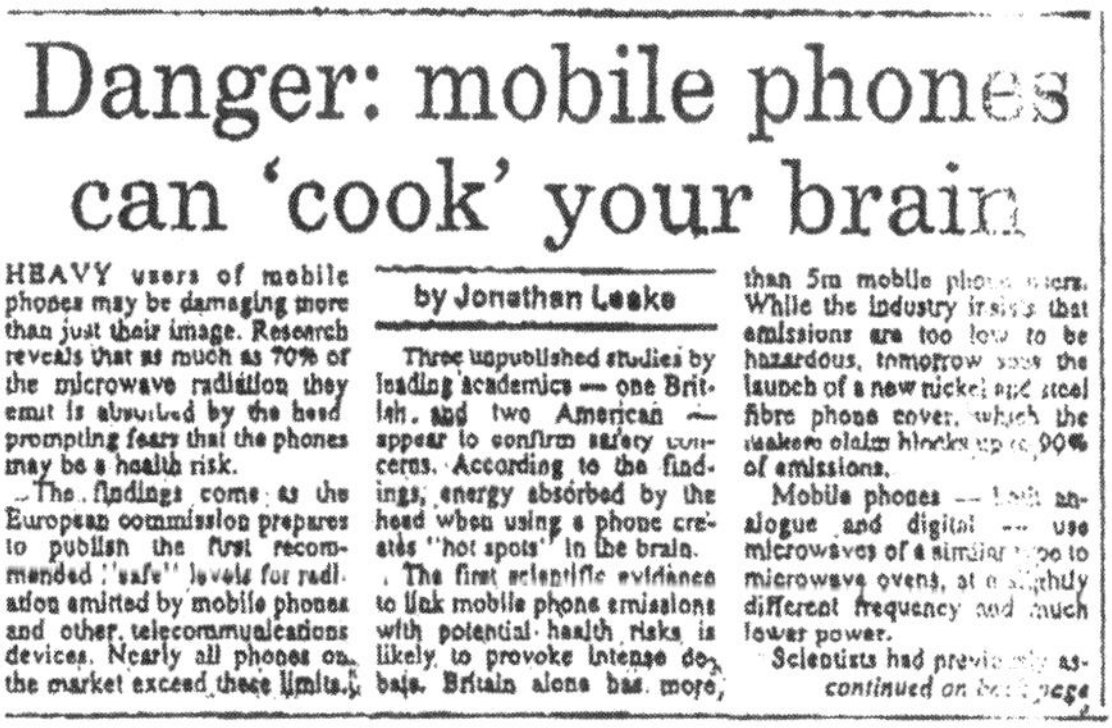

Danger: mobile phones can 'cook' your brain

by Jonathan Leake

HEAVY users of mobile phones may be damaging more than just their image. Research reveals that as much as 70% of the microwave radiation they emit is absorbed by the head prompting fears that the phones may be a health risk.

The findings come as the European commission prepares to publish the first recommended "safe" levels for radiation emitted by mobile phones and other telecommunications devices. Nearly all phones on the market exceed these limits.

Three unpublished studies by leading academics — one British and two American — appear to confirm safety concerns. According to the findings, energy absorbed by the head when using a phone creates "hot spots" in the brain.

The first scientific evidence to link mobile phone emissions with potential health risks is likely to provoke intense debate. Britain alone has more than 5m mobile phone users. While the industry insists that emissions are too low to be hazardous, tomorrow sees the launch of a new nickel and steel fibre phone cover, which the makers claim blocks up to 90% of emissions.

Mobile phones — both analogue and digital — use microwaves of a similar type to microwave ovens, at a slightly different frequency and much lower power.

Scientists had previously as-

continued on back page

出典：『サンデー・タイムズ』紙 1996年4月14日

なたの脳を〝料理〟する」という衝撃スクープを報道しました(図1―5)。
「携帯電話から発射されるマイクロ波の七割が頭に吸収される」「携帯電話をひんぱんに使用すると、想像以上の健康被害を受けるリスクがある」と同紙は警告。その理由は「通話中に頭部が吸収するマイクロ波エネルギーは脳内中央に、異常に温度が集中する〝ホット・スポット〟を出現させるからだ」(同紙)
まさに、電子レンジのように脳を〝料理〟しかねない。

＊脳中枢の〝生命の座〟松果体《しょうかたい》を直撃する

恐ろしい事実がある。脳の中心には〝生命の座〟と呼ばれる松果体がある。それは、数多くの神経ホルモン分泌などに関わる司令部である。ところが、その別名は〝磁気器官〟。人体でもっとも磁気に敏感な器官なのです。ケータイ電磁波は、まさに、脳中枢の〝生命の座〟を狙《ねら》いすましたように直撃する！　なんという皮肉……。

「これが脳しゅようのひき金なのかもしれない」

〝ホットスポット〟現象とライ報告は欧米の研究者たちにダブルショックを与えたのです。

『サンデー・タイムズ』記事(前ページ)は、次のように解説しています。

「脳細胞のＤＮＡ分子損傷は、脳しゅようやアルツハイマー病、パーキンソン病のひきがねになると見られている。携帯電話の発信能力も、現在の一〇〇〜六〇〇ミリワットでは強すぎて危険。これを『二〇ミリワットにまで落とすべき』と九六年中にヨーロッパで勧告が出される予定である」

＊「無害とも有害とも言えない……」（郵政省）

ケータイはちいさいわりに、極めて強力な有害マイクロ波を出す。

このことを、忘れてはならない。その強度は、そら恐ろしい……。

「携帯電話に使用されるマイクロ波より、はるかに弱いレベルの電磁波をニワトリの有精卵にあてたら、六割が死んでしまった、という報告があります」（荻野晃也博士、電磁波問題研究所所長）

〃ホットスポット〃現象や、ワシントン大報告、『サンデー・タイムズ』記事などあきらかに、携帯電話が人体の脳に有害であることを立証しています。しかし、この時点でも、ケータイの安全性を管轄する政府は、こうコメントしているのです。

「無害であるとも、有害であるとも言えないのが正直なところでして……」

有害と一言でも認めたら、役人は、その場でクビになる。だから、口が裂けても言えないのです。

脳ＤＮＡ、切断六割増

携帯電話が脳細胞に危険とは！
どのようにアブナイのですか？

●脳細胞の遺伝子破壊が二時間で六〇％激増

＊マイクロ波によるＤＮＡ切断破壊を立証

「携帯電話マイクロ波をネズミの脳細胞にあてるとＤＮＡが破壊された！」（前出グラフ１－４）

衝撃的な実験報告をおこなったのは米ワシントン大、生物工学センターのＨ・ライとＮ・Ｐ・シン両博士。九六年四月、その発表はあまりにショッキングです。

……携帯電話に使用される弱いマイクロ波をネズミに二時間照射。強度は一および二ミリワット毎平方センチメートル（ｍＷ／㎠）の二種類。周波数は二四五〇メガヘルツ（ＭＨｚ）：パルス波。グラフ１－４は強度二ミリワット（ｍＷ）（体内吸収量：一・二Ｗ／kg）を表示。

その後、解剖して脳細胞のＤＮＡ（一重ストランド）破壊を調べた。

すると、あきらかなＤＮＡ切断が確認された（アルカリ・ミクロゲル電気泳動法）。わずか二時間のマイクロ波照射で、脳細胞のＤＮＡ破壊が約六〇％も激増しています。

＊つづく①発ガン、②細胞死、③細胞劣化……

このＤＮＡ破壊は、次のような症状をひきおこします。

①発ガン、②細胞死、③細胞劣化……。照射した二ミリワットというマイクロ波は、ふつうにケータイで使用される弱い強度の電磁波です。それでも、二時間で脳細胞の遺伝子六割を破壊するのです。わずか二時間で、脳細胞の発ガン、細胞死、劣化などがおきる。

衝撃の実験結果というしかない。

ライ博士らも、困惑を隠しきれない。

「どういうメカニズムでマイクロ波がＤＮＡを切断破壊するのか、わかってはいない」（ライ博士）

＊耳にペタンとくっつけるのは危険すぎる

この実験報告は、世界メディアにも衝撃をあたえました。

英国の有名紙『サンデー・タイムズ』報道（前出図1-5）も、この実験内容がきっかけでした。

その後、スウェーデンの研究で、三・九倍も脳しゅようができることが確認されています（カロリンスカ研究所）。まさに、ケータイ愛用者は、マイクロ波で日々、脳を〝料理〟されている……。

耳にぺたんとくっつける使いかたは、すぐにやめるべきです。

頭痛など自覚症状がなくても、それは〝鈍感症《どんかんしょう》〟です。確実に脳細胞の破壊は進んでいます。とくにスマホは機能が多くなっており、それだけ、被ばく量も大きい。イヤホンマイクやスピーカホンなどの工夫を、本気で考えるときでしょう。脳しゅようになって、あわてても遅いのです。

＊ケータイ電波で卵が六倍死んだ

電磁波は、ニワトリの卵にも奇形を多発させます。六〇ヘルツ電磁波を五回照射すると、産まれたヒナの神経組織や心臓などの奇形発生率が通常の三倍に急増したのです。さらにパルス電磁波は奇形発生率を七倍に増やします。

鶏の胚への悪影響はＦＤＡ（米食品医薬品局）、カナダ、スウェーデン、スペインでの追試でも確認されています。同じことは人間にも起るのです。ケータイ・マイクロ波でもニワトリの卵の死亡率が六倍に急増します。六〇個ずつの鶏卵孵化器の中央にケータイを置くと、その周辺の卵は死んでしまうのです（仏、シモ博士ら）。

細胞分裂に異常

電磁波は、細胞レベルでどのような
悪影響を与えるのでしょうか?

●成長細胞の遺伝子がやられます

＊染色体異常を起こし、分裂不能に

図1―6を見てください。

細胞分裂の途中の図です。どこか、変ですね。上に見えるのが核の中の染色体です。それは遺伝子の集合体です。細胞が分裂するとき、染色体も分裂して二つに別れていくのです。ところが、二つに分離するはずの染色体の端っこがつながったままです。染色体の対の間に、異常な〝橋：ブリッジ〟ができてしまったのです。

これは二七メガヘルツのマイクロ波を細胞に照射した後に発生した分裂異常です。これでは、細胞分裂は不可能です。この細胞の運命は〝死〟しか、残されていません。

「異常な電磁波は、細胞分裂のときに遺伝子（DNA）に異常をきたす。このような慢性的被ばくは、まさにガンのひき金として有力な要因となりうる」（ベッカー博士『クロス・カレン

●生命情報の“神秘の鎖”DNAが電磁波で傷つく

図1－6

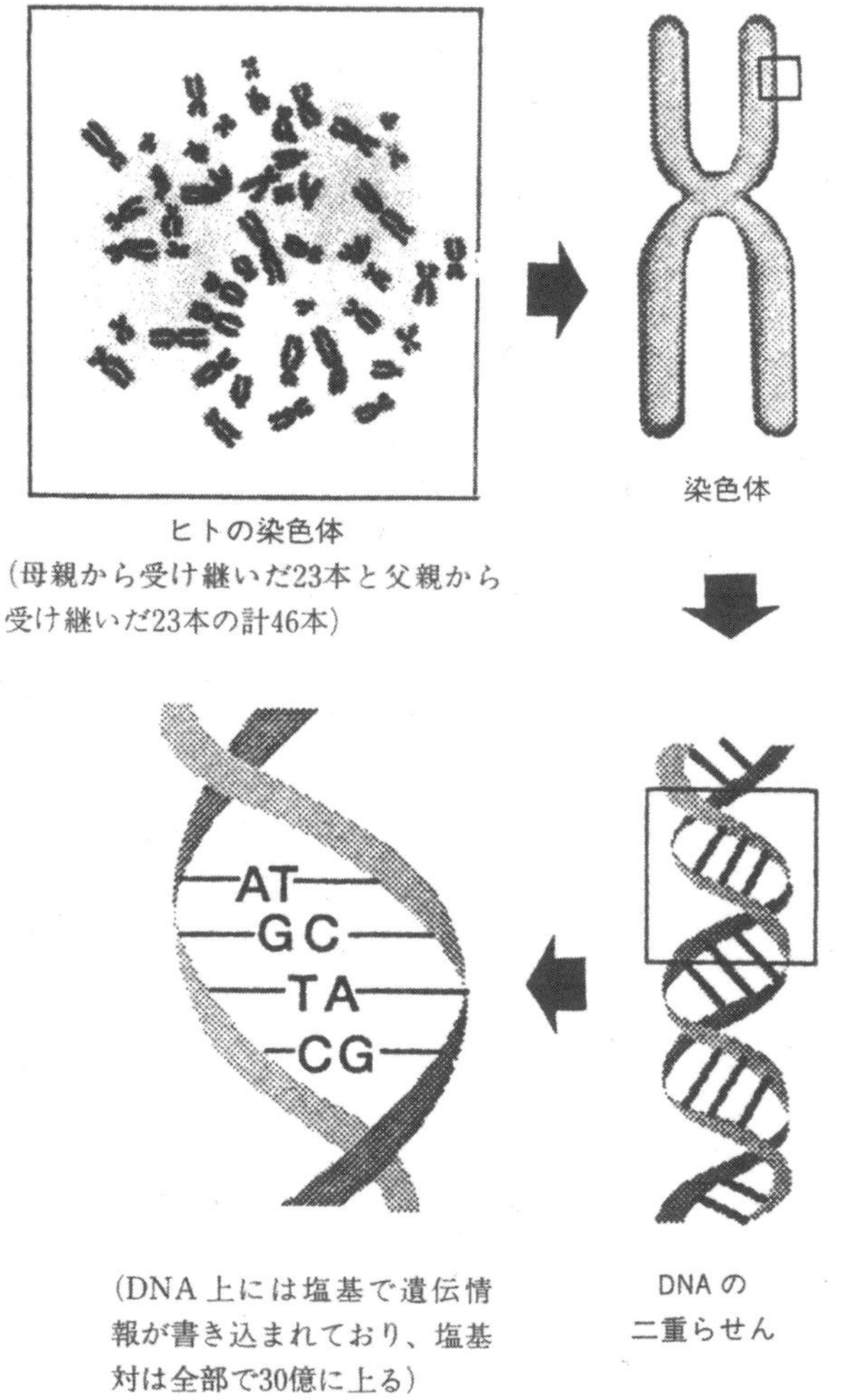

出典：『毎日新聞』1996年4月29日

ト――電磁波・複合被曝の恐怖』拙訳、新森書房）

ガン細胞、胎児、乳幼児……共通するのは、すべて成長中の生体である、ということです。それだけ、細胞分裂は盛んです。そのひんぱんな細胞分裂のときに電磁波被ばくすると遺伝子の集合体である染色体に、図1―6のような生々しい異常が発生するのです。

ベッカー博士は、人工的な異常電磁波は周波数に関係なく、①成長細胞に悪影響、②発ガンのひき金、③胎児（胚）の異常発育……をあげています。すべて、電磁波による遺伝子（DNA）破壊により、引きおこされます。

＊生体は高周波を低周波に「変調」して感知する

周波数が超低周波の何百万回以上も多い高周波やマイクロ波が、低周波と同じような悪影響を生体にあたえるのは、どうしてでしょう？

それは、生体が波形を低周波の波形として感知しているからです（図1―7下）。

それはラジオが周波数の多いFM電波を、「変調」（モジュール）してAM電波の波形として音を出させるのと同じ。生体には、ラジオと同じように「変調」機能がそなわっているのです。だから「周波数には無関係で、異常な人工電磁波は、生体に有害」なのです。

図１−７

●電磁波は、電場と磁場が直角に振動しながら伝わっていく

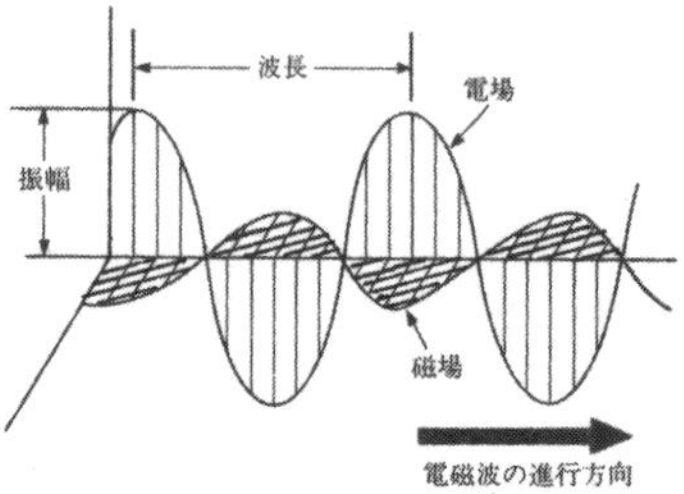

●磁場は①静磁場②変動磁場（電磁波）の２パターンに分かれる

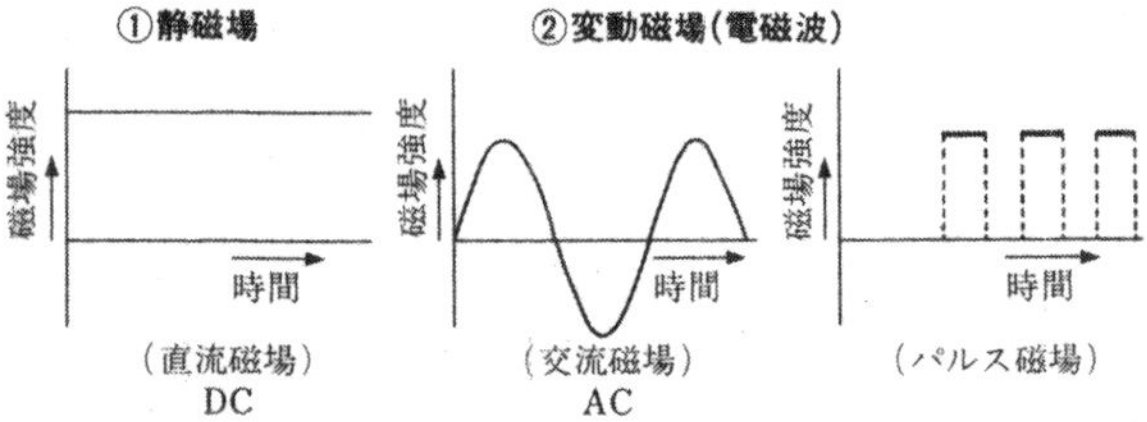

●マイクロ波などは超低周波に“変調”される

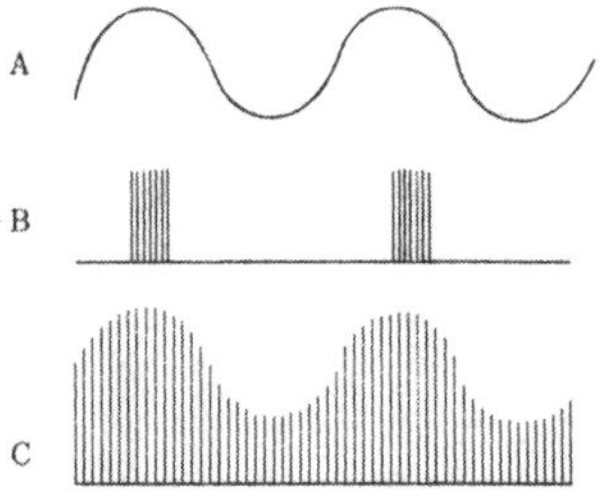

変調の例。Aは、最初の16ヘルツ信号。１秒間に16回の割合で発振されている。Bはパルス変調。（マイクロ波信号、16ヘルツのパルスをつくる）
Cは、振幅変調。継続的に振動するマイクロ波である。16ヘルツ周期で、振幅や出力がAの信号と同じきれいな波形を描いている。

出典:『続あぶない電磁波！』『あぶない電磁波！』（三一新書）『クロスカレント』（新森書房）

細胞が丸まる！

マイクロ波の細胞へのダメージって
外見からもわかりますか？

●マイクロ波で神経細胞が丸く変形！

＊二〇分照射で外観が菱形から団子状に

電磁波の細胞への悪影響はおそるべし。なぜなら、マイクロ波を照射しただけで、細胞が、クルッと丸く変形してしまうのです。

写真1－8は、その証拠写真です。実験に用いられたのは繊維芽細胞と呼ばれる細胞です。右側が正常細胞。繊維芽という名のとおりシャープな菱形の形状をしています。

それに、マイクロ波を照射したら、どう変化したでしょう？

左側が、その結果です。あぜんとするとは、このことです。鋭角だった細胞の外観のおもかげは、まったくありません。繊維芽細胞は、まるで団子のように丸まっています。それもマイクロ波を、わずか二〇分照射しただけで、被ばくした細胞はすべて卵状に〝変身〟してしまったのです。

●携帯電話なみの電波で細胞が変形した！

写真１－８　ヒト胎児羊膜細胞（FL 細胞）の形態に対するマイクロ波の影響

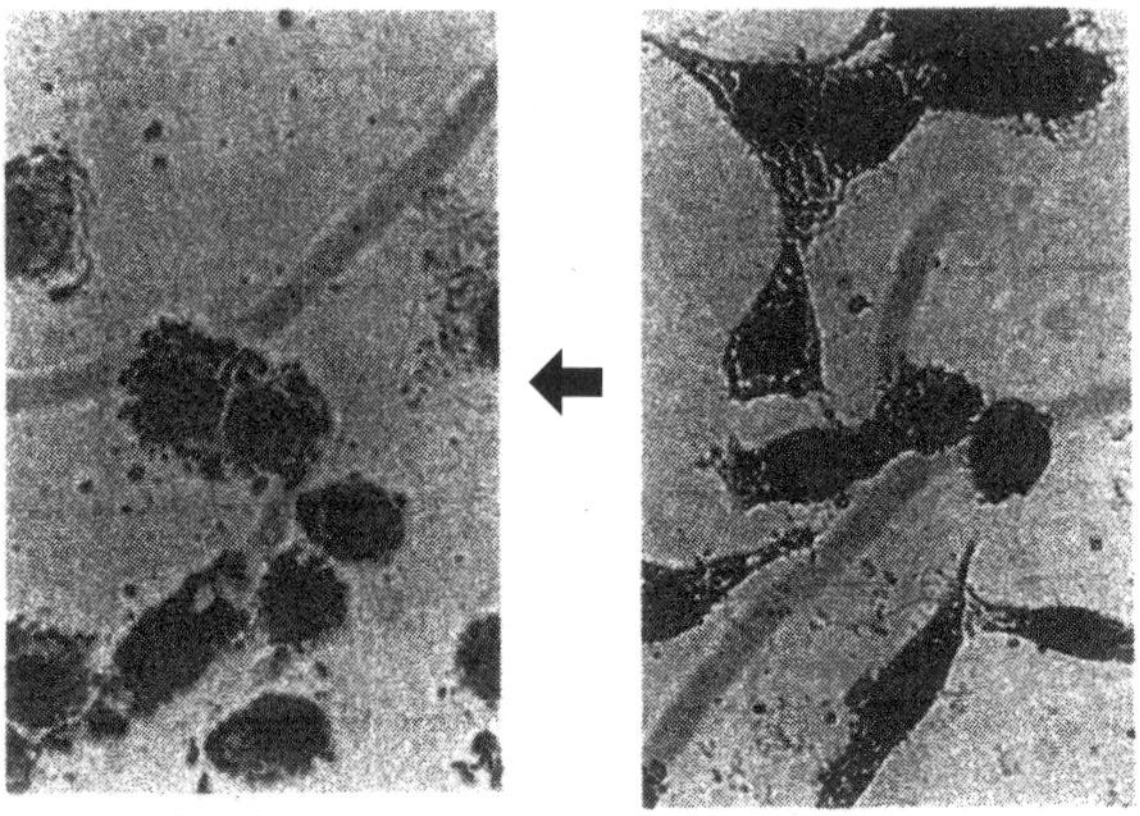

マイクロ波照射を受けた細胞
FL 細胞に 9.376GHz20mW マイクロ波を 20 分間照射。細胞が丸く卵状に変形している。

正常細胞
繊維芽細胞のようにシャープな形状を示す。

出典：北海道工業大学、木村主幸助教授、論文より

＊表面積は二倍に、核も一・六倍に膨張

このおどろくべき実験をおこなったのは、北海道工業大の木村主幸助教授。照射したマイクロ波は、周波数九三七六メガヘルツ。出力二〇ミリワット毎平方センチメートル。標本は、ヒトの羊膜から採取した繊維芽細胞です。照射時間は五分、一〇分、一五分、二〇分……の四段階。そして、照射後、光学顕微鏡で変化を観察したのです。

すると、二〇分照射の細胞に、写真左のような変化があらわれたのです。

正常な神経芽細胞は神経芽なので外観は菱形です。細く伸びた鋭い突起が特徴です。ところがマイクロ波照射後は、その〝突起〟がすべて消失して、まるで〝団子〟のように丸まっているのがわかります。さらに、細胞の表面積は二倍にも膨《ふく》れ上がって

しまった。細胞核も一・六倍に膨張してしまっている。

もはや、正常細胞とは、似ても似つかぬ外観です。つまり、マイクロ波を被ばくして、神経芽細胞は、怪物のような奇形細胞となったのです。

＊細胞表面の「微絨毛《じゅうたんもう》」消滅、亀裂が走る

異様な変化は、形態だけではありません。

正常細胞の表面には、たくさんの細い突起でおおわれています。絨毯《じゅうたん》のようなので「微絨毛《びじゅうもう》」（マイクロビライ）と呼ばれます。写真1―9下は、倍率五〇〇〇倍の「走査型・電子顕微鏡」で撮影したものです。

ところが、電磁波照射後の神経芽細胞表面を観察すると、この「微絨毛」が消滅し、細胞表面に亀裂が走っている！　細胞が急激に膨張したため、細胞膜が耐えきれずに裂けたのです。二〇分より短い照射でも、「微絨毛」突起は減少していました。

この現象に、ある研究者は「電子レンジのように細胞内部が『熱効果』で温められ、水分が膨張したためではないか？」と解釈しました。

しかし、木村助教授は、反論します。

「照射したマイクロ波は、少なくとも熱が出るような強さではない。発熱はありえない」

●細胞絨毛が消滅して細胞膜に亀裂が……

写真1－9　FL 細胞の走査電子顕微鏡写真

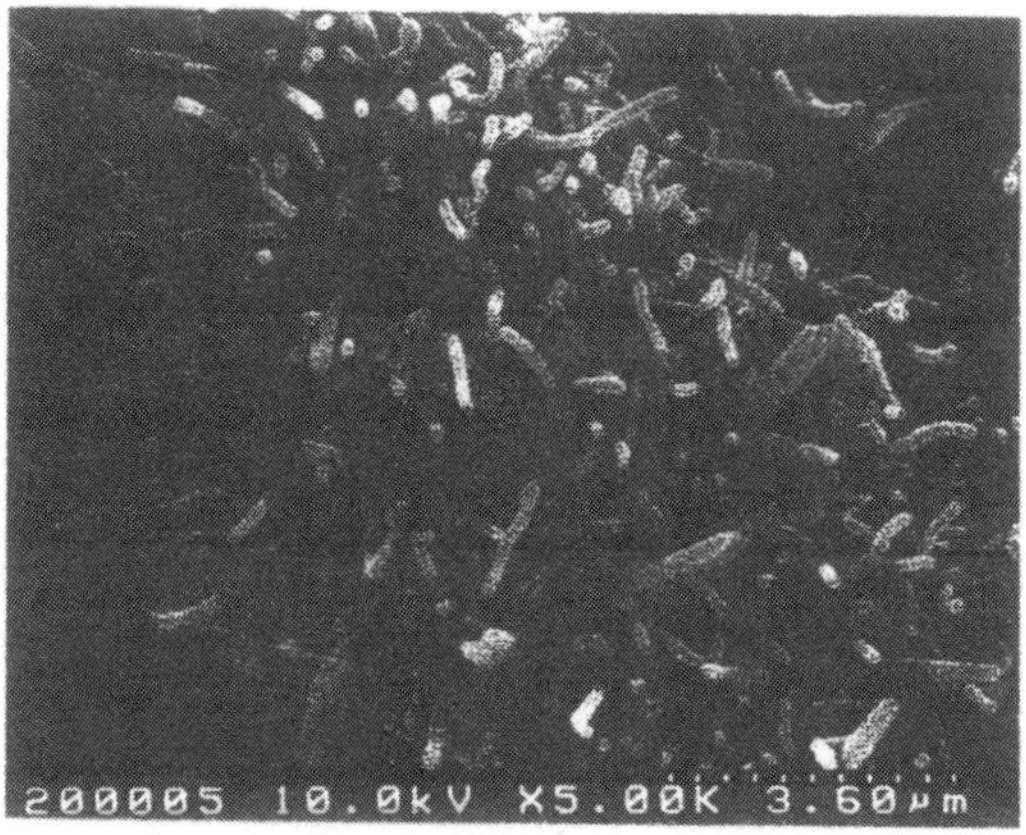

細胞の表面にたくさんの突起（microvilli: 微絨毛）ができる。
この写真は、正常の FL 細胞の表層の様子。倍率、5000 倍

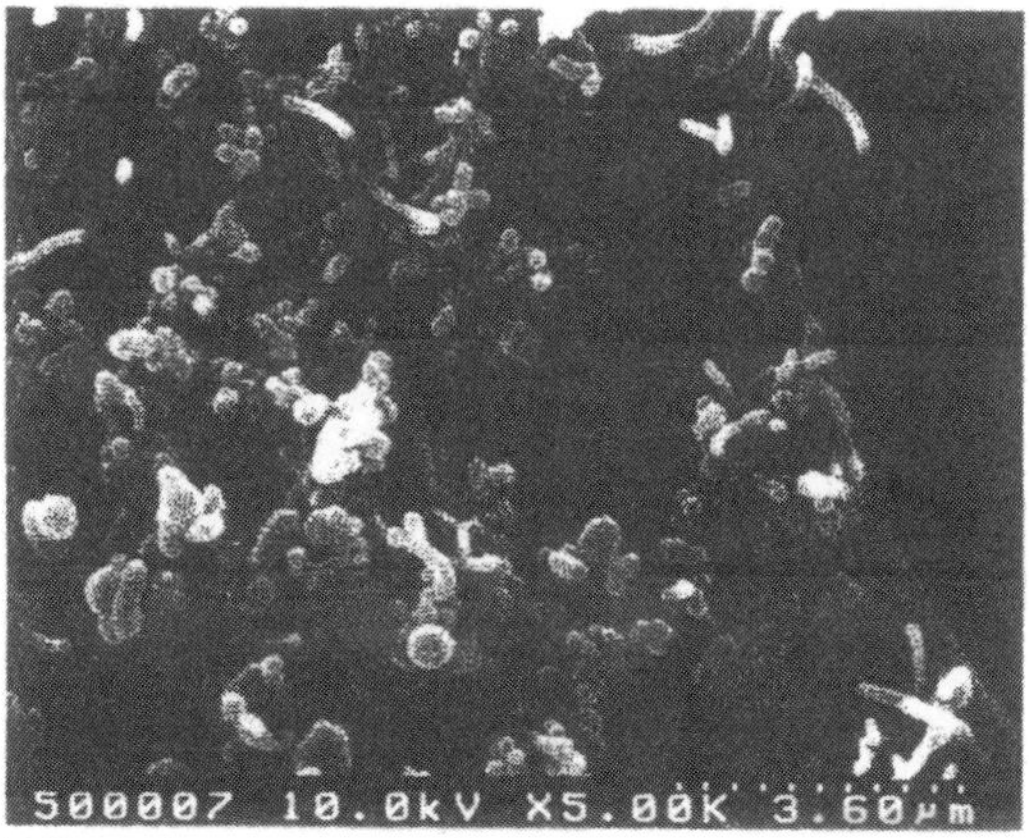

同様の細胞で、マイクロ波を 20 分間照射した直後の細胞表面。
微絨毛が消失し細胞表面に亀裂が入っているのが観察できる。

出典：北海道工業大学、木村主幸助教授、論文より

＊携帯の二～三倍強度で細胞は〝怪物〟に変身

ゾッとするのは、これからです。

この実験で、神経芽細胞に照射したマイクロ波の強度（二〇ミリワット）は、携帯電話の、わずか二～三倍というレベルなのです。それでも、神経細胞は、たった二〇分で異常な〝奇形〟細胞に激変したのです。

二〇分ていどの長電話は、ケータイ通話では、しょっちゅうあるでしょう。それでも、このような神経細胞の異様な変化は起こるのです。

マイクロ波照射で神経細胞が劇的に破壊、変形される。それは、ケータイ電波の潜在的な恐ろしさを突き付けています。

カルシウム流失

電磁波ストレスは神経ホルモンの乱れだけでおきるのですか？

●脳細胞からカルシウム流出のショック

＊電磁波が脳を〝破壊〟するメカニズム

感情や精神の異常は、電磁波による神経ホルモン異常でおこります。

ただ、それだけではありません。電磁波は、直接、脳細胞にダメージをあたえるのです。つまり、電磁波は脳を〝破壊〟する。そのメカニズムも解明されています。

「培養液の中で、生きている神経細胞に、一六ヘルツの電磁波を照射してみた。すると、神経細胞から相当量のカルシウム・イオン流出を確認した」（七八年、Ｓ・バーウィン医師ら）

これは脳などの神経細胞が、電磁波被ばくで物理的な損傷を受けることを証明するものです。そのメカニズムも解明されています。

つまり、イオンなど荷電粒子が、電磁波エネルギーを吸収して、ラセン運動することで、細胞膜を突き抜けてしまうのです（サイクロトロン共鳴現象、一九三ページ参照）。

電磁波照射で、神経細胞から流出するのはカルシウム・イオンだけではありません。「磁場の中にラットを置くと、すぐに脳のリチウムが欠乏して、時間感覚を喪失した」（米国での研究報告）

＊実験動物の脳波が乱れ、感情・行動が異常に

この脳細胞からのカルシウム流出は、さまざまな追試でも、例外なく発生しています。
「マイクロ波（四五〇メガヘルツ）を一六ヘルツ超低周波に『変調（モディレイト）』した電波を、ネコに照射すると、脳細胞からカルシウム流出量が増大した」（八一年、アディ博士）（グラフ1―10）

ここで重要なのは、高周波の波形を超低周波に「変調」した電磁波でも、カルシウム流出が起こった、という点。これは、「周波数に関係なく、異常な人工電磁波は人体に有害」というベッカー博士の主張を裏づけるものです。

つまり「変調された電波が、体内に入ると、どこかでそれが〝検波〟され、変調波がとりだされている。生体にステレオセットの『モジュラー』と同じ機能がある！」（同）

▼「マイクロ波をネコの脳波の周波数（一六ヘルツ）に変調して照射すると、猫の脳波に『変化がみられた』」（七二年、ベイン博士）

▼「五〇ヘルツ変調のマイクロ波をマウスに照射すると二時間後に脳波が変化した」（メジチ

●電磁波で脳からのカルシウム流出が増加する

グラフ1－10　変調電波照射によるネコの脳からのカルシウム流出量

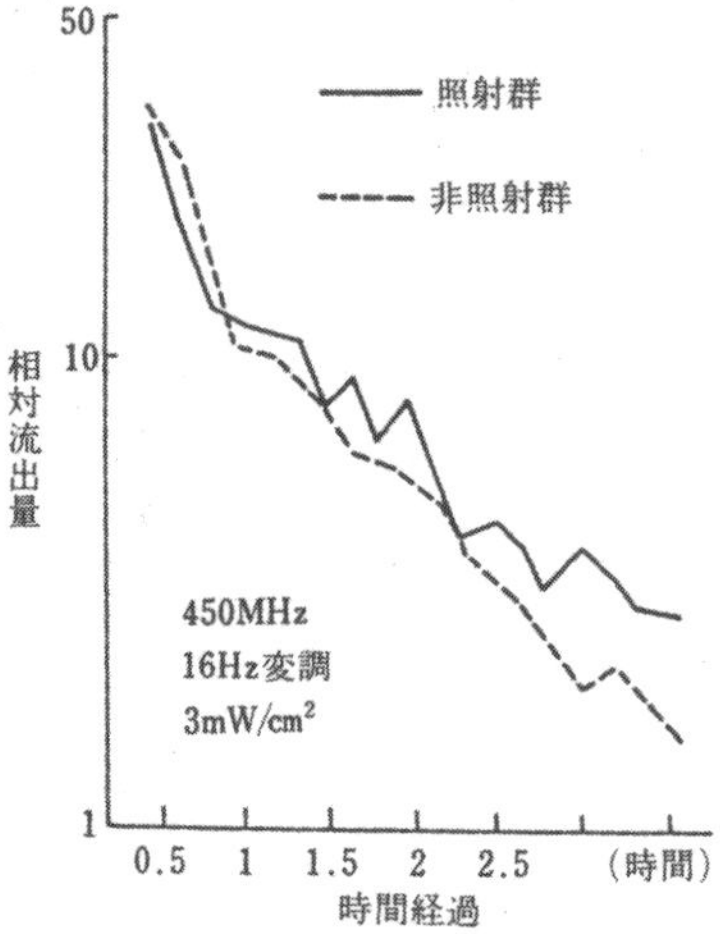

出典：E.Lerner, Biological effects of electromagnetic fields, (IEEE Spectrum, 1984, May p.63)

博士）

　脳波が乱れる――ということは、感情や行動も乱される、ということです。

　それも、脳からカルシウムなどのイオン流出によるものと思えます。

　神経細胞は、細胞膜で情報伝達しています。カルシウム・イオンは、その「神経パルス」制御に不可欠な物質です。それが電磁波照射で流出して減少する。その結果、神経伝達は混乱におちいるのです。

　さらにカルシウム・イオンは生命維持にきわめて重要な役割を果たしています。

「精子の活動も、心臓の鼓動も、細胞分裂も、カルシウムなしにはありえない」

（荻野博士、前出）

　電磁波被ばくによる神経細胞からのカ

ルシウム流出は、生命活動そのものをおびやかすのです。

＊ストレス物質急増、動脈硬化、心筋梗塞、肥満原因に

さらに、次のような報告もあります。

「約六〇ヘルツの超低周波を浴びると、脳内物質が変化し、時差ボケのような疲労や倦怠感をおぼえるようになる」

七三年、米海軍航空医学研究所のD・ベイシャー博士はつぎの研究発表を行っています。

「四五～七〇ヘルツ電磁波を、わずか一日浴びただけで、一〇人中九人の割合で、血しょうトリグリセライドの値が、正常値からいちじるしく上昇した」

この物質は、ストレス反応で上昇することが知られています。つまり、電磁波を一日浴びただけで、九割に顕著なストレス反応が出現したのです。このストレス物質は、さらにコレステロール代謝や肥満にも関連しています。つまり、電磁波ストレスが、今度はトリグリセライド値を上昇させ、つぎに動脈硬化や心筋梗塞、肥満などをひきおこすのです。

血圧が上がる

ケータイで血圧がカーッって上がるというのはほんとう？

●血圧上昇、心臓バクバク……

＊ケータイで話すと血圧が上がる。

証明したのはドイツのブラウネ博士（フライブルグ大）。

実験は、まず一〇人の若者に電源を切ったケータイを右耳にあててもらった。次に、本人たちに気づかれないように、別室から遠隔操作で、ケータイのスイッチを入れたり、切ったりしたのです。被験者の若者たちは、ただ耳にあてているので、スイッチのオン、オフはわかりません。

こうして、ケータイを耳にあてた状態でスイッチ・オンの状態の⑴血圧、⑵脈拍などの変化を測定したのです。その結果、あきらかにケータイ・スイッチのオンのとき、⑴血圧、⑵脈拍とも上昇することが分かりました。

とくに⑴血圧上昇は、驚くほど。平常値（下、七五㎜Hg、上、一三五㎜Hg）が、こっそりケータイにスイッチを入れると、平均五～一〇㎜Hgもの血圧上昇が観察された。

「血圧上昇の確率は九九・九九％のきわめて高い確率を示している」（同博士）

ケータイを耳にあてて話すときカーッと血圧が上がった感じがします。それは、実感で正しかったのです。

＊電磁波が動脈を収縮させ血圧が上がる

ケータイでなぜ、血圧が上がるのか？　ブラウネ博士は、こう結論づけています。

「携帯電話の電磁波が、動脈を収縮させるためである」

なんと、電磁波には血管を収縮させる作用まであったとは……。

血管の異常収縮は、心筋梗塞や脳梗塞などの悲劇をひきおこします。つまり、ケータイは、これら発作のひきがねになるのです。

この実験結果を受けて、博士は警告します。

「携帯電話の使用は、高血圧の人には（脳梗塞など）有害作用をおよぼす恐れがあります」。

「心臓がバクバク」「息苦しい」などは電磁波過敏症の典型症状です。そして、電磁波自体に血管収縮や血圧上昇作用があることが証明されたのです。これら発作は、おこってとうぜんだったのです。

博士の実験報告は、権威ある医学雑誌『ランセット』（九八年六月）に掲載され、大きな反響をまきおこしました。

カエルの心臓マヒ

電磁波を浴びると心臓バクバクなら心臓マヒにならない？

●九割のカエルの心臓がピタリ止まった

＊一～一〇ヘルツで九割、一〇～一〇〇ヘルツで五割停止

電磁波で心臓バクバクになるなら、心臓マヒにならないか、心配です。

ところが「電磁波を照射したら、規則正しく打っていた心臓の九割が突然、止まった」という仰天の実験結果があります。とはいっても、カエルの心臓の話。それでも怖い話です（ロシア国立研究センター、ユーゴ・グレゴリーフ教授の実験、グラフ1―11）。

これは一八〇匹のカエルから取り出した心臓を使用。さまざまな電磁波の照射実験から判明したショッキングな結論です。

一～一〇ヘルツ極低周波を照射すると、九〇％近い心臓の心拍が異常に減りはじめ、ついに心筋梗塞でピタリ止まった。一〇～一〇〇ヘルツ照射では、約五割の心臓が停止。なぜ電磁波を浴びるとカエルの心臓は止まったのでしょうか？

●9割のカエルの心臓がストップ！

グラフ1－11　固定ならびに1Hz-100Hzの変調電磁波を照射した後の、摘出したカエルの心臓が示す脈拍の変化と心筋梗塞（カエル180匹）

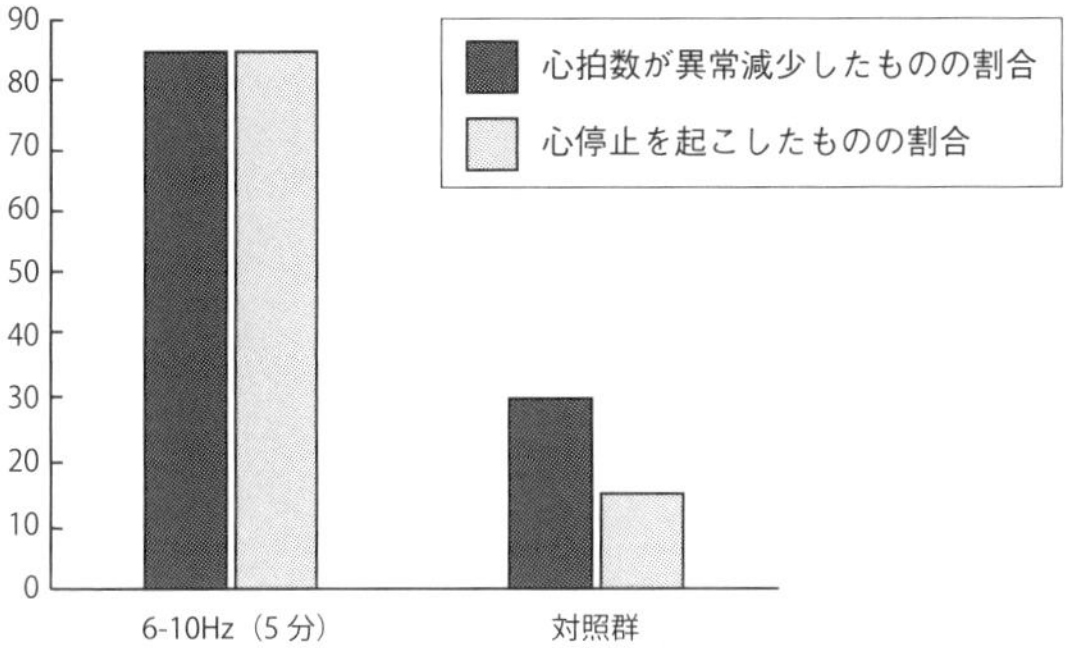

出典：ユーゴ・グリゴリーフ論文

「それは、外からの電磁波ノイズで心臓を動かす神経系が乱され心筋がマヒしたのである」（グレゴリーフ教授）

＊同じ心臓マヒは、人間にも起こりうる

カエルの心臓も、人間の心臓もしくみは同じ。つまり、同じことは人間にもおこりうるはずです。

「素粒子レベルでも、動物実験でも、人体レベルでも、異常電磁波の有害性は明白である」（ベッカー博士、前出）

ブラウネ博士（前出）は、電磁波が血圧と脈拍を上昇させることを証明した。さらにグレゴリーフ教授は、電磁波が心筋をマヒさせることを立証したのです。なら、両者の相乗作用で、心臓マヒを誘発させることは、十分にありえます。

ケータイをワイシャツの左胸ポケットに入れていたわたしの知人は、電話がかかってきた瞬間、突然の心臓発作に襲われ救急車で病院に担ぎ込まれた。ケータイからの着信電磁波が、心筋をけいれんさせたのでしょう。危うく一命を落とすところでした。

＊心筋梗塞一・六倍、ＡＬＳ二・八倍、自殺三・六倍

なお、電力会社の職員に心臓異常が多発しています。アメリカの五つの電力会社の職員約一四万人を対象に行われた調査では、強い電磁波にさらされる職場での勤続年数が長いほど不整脈二・四倍、心筋梗塞一・六倍も死亡率が高いことが判明したのです。

デンマークでは同様に二万人の職員を調査した報告があります。なんと「筋萎縮性硬化症」（ＡＬＳ）も多発していました。これは筋肉をコントロールする神経が侵される病気です。それも三～一〇ミリガウスで二・三倍。一〇ミリガウス以上では二・八倍と被ばくの量に比例しています。電力会社への就職は、考えものです。

デジタル携帯

"iモード""FOMA"など
デジタル携帯は安全ですか?

●アナログより一〇倍危険です!

＊尖《とが》ったパルス波形が生体に突き刺さる……

「デジタル・ケータイは、アナログより一〇倍危険です」

断言するのは荻野博士（前出）。日本屈指の専門家が断言するのです。

アナログ電波とは、自然な山の形をしています。それに、たいしてデジタルは「強度ゼロ」と、「強い瞬間波」（パルス波）が交互にあらわれます。その"鋭く尖った"波形が、生体に"突き刺さる"ように感じられるのです。

デジタル波の特徴は、アナログ波なら広くとる必要がある周波数帯が狭くてすみます。さらに、デジタルなら情報圧縮技術もかんたんです。つまり、同じ中継タワーから交信できる携帯電話台数も、ケタちがいに多くなるというメリットがあるのです。

＊人類が体験したことのない危険なパルス波

携帯電話のデジタル化では、重大な問題が忘れられていました。

アナログ電磁波は、少なくともその波形は自然界にありえる波形です。

しかし、断続的パルス波で情報送信するデジタル電磁波は——人類がいまだ体験したことのない——波形なのです。

「安全かどうかの研究も不十分なまま、〝頭の横〟で、使いはじめた」（荻野晃也『あぶない携帯電話』緑風出版）

デジタル波が生体に危険なことは、波形を見てもわかります（グラフ1－12）。

少なくともアナログ波の「変化率」は、なだらかです（左）。

ところがデジタル波はプラス方向、マイナス方向ともに、刃物の切っ先のように鋭い。短時間での、この激しい変化が、生命体をおそうのです。

生体は、それだけミクロの〝衝撃〟を受ける。電磁波レベルでの生体ダメージは大きいのもとうぜんといえます。

4Gの一〇〇倍もの情報を送るという5G電波は、すべてこのスパイク波と考えられます。

自然界に存在しない鋭い波型は、想像を超えた被害をもたらすでしょう。

●尖ったパルス波はアナログより10倍危険

グラフ1－12　アナログ（連続）波形とデジタル（パルス）波形の変化率

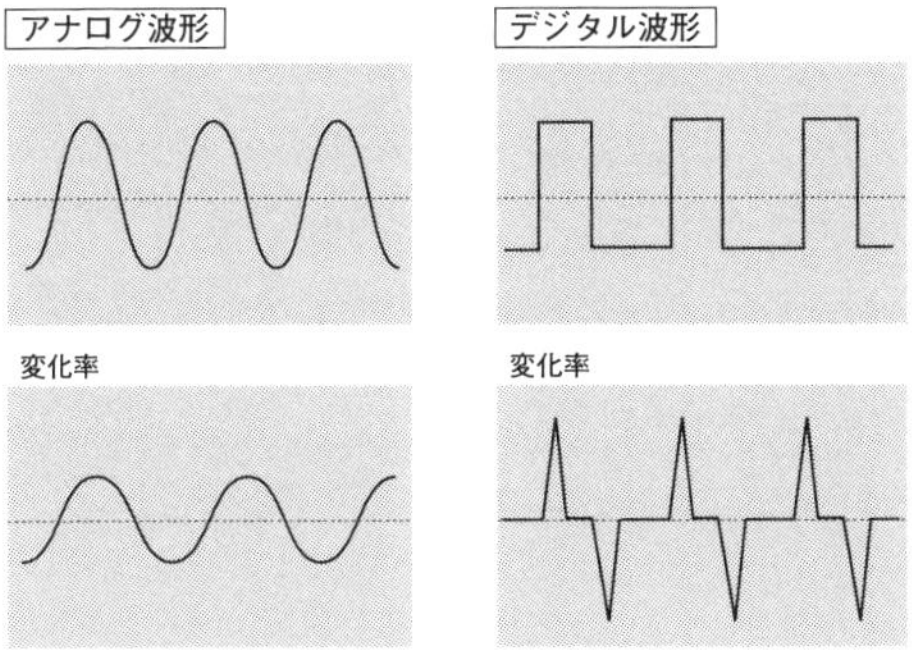

アナログ（連続）とデジタル（パルス）の影響比較（同じ電力密度で影響の大きなほう）

マイクロ波被ばく効果	大きな影響を示すもの Ⓐアナログ　Ⓓデジタル
①マウスの寿命	Ⓐ 及 Ⓓ
②ラットの緊張低下	—
③ウサギの赤血球製造	—
④ウサギの赤血球への鉄の取り込み＊	Ⓓ
⑤ウサギの心臓鼓動	—
⑥ウズラの卵児の心臓鼓動	—
⑦ウサギの血液化学組成	—
⑧ウサギのアセチルコリン・エストラーゼの量＊	Ⓓ
⑨ウサギの脳波	—
⑩カエルの座骨神経の状態	—
⑪アメフラシの神経の伝達速度＊	Ⓓ
⑫ラットの回避行動＊	Ⓓ
⑬ラットの回避運動行動	—
⑭マウスの回避行動＊	Ⓓ
⑮ラットの血液脳関門の変化＊	Ⓓ
⑯ウサギの白内障	—
⑰ウサギの組織培養・水晶体＊	Ⓓ

CRC Handbook of Biological Effects of Electromagnetiz Fields より引用
（注：＊ははっきりしない場合）

＊アナログよりデジタルが危険！　決定的証明

デジタル波が、より危険。その証拠もあります（グラフ1—12下表）。

生体障害をアナログ（Ⓐ）、デジタル（Ⓓ）、どちらが強いか比較したものです。

一七項目のうち「はっきりしない」は九項目（五三％）。それ以外七項目（四一％）は、すべてデジタルが強く影響している。

ラットやマウスの回避行動でも、デジタル波被ばく群の方がはげしいのです（⑫、⑭）。動物は敏感にパルス波形を感じて逃避しているのでしょう。

画像、動画、検索など最新スマホは、大量情報を瞬時にやりとりします。それだけ便利になった分、マイクロ波の波形はデジタル・パルス波となり、危険度は増しているのです。

スマホこそ、〝イヤホンマイク〟や〝スピーカホン〟などの工夫が欠かせないのです。

＊多くの国が子どものケータイ禁止

デジタル化されたスマホの世帯普及率は二〇一〇年一〇％が、急増して翌年三〇％、一二年五〇％にたっしています。二年間で五倍増という勢い。一四年には出荷比率は八割をこえる見込みです。つまり将来は、ケータイといえばスマホになるでしょう。

日本は小学生二八％、中学生五二％、高校生九八％がケータイを持つという乱用ぶりです（二〇一三年）。その多くがスマホに置きかわっています。

●子どもにケータイ禁止は世界の常識です

写真１－13　子どもの脳はマイクロ波を５倍吸収する

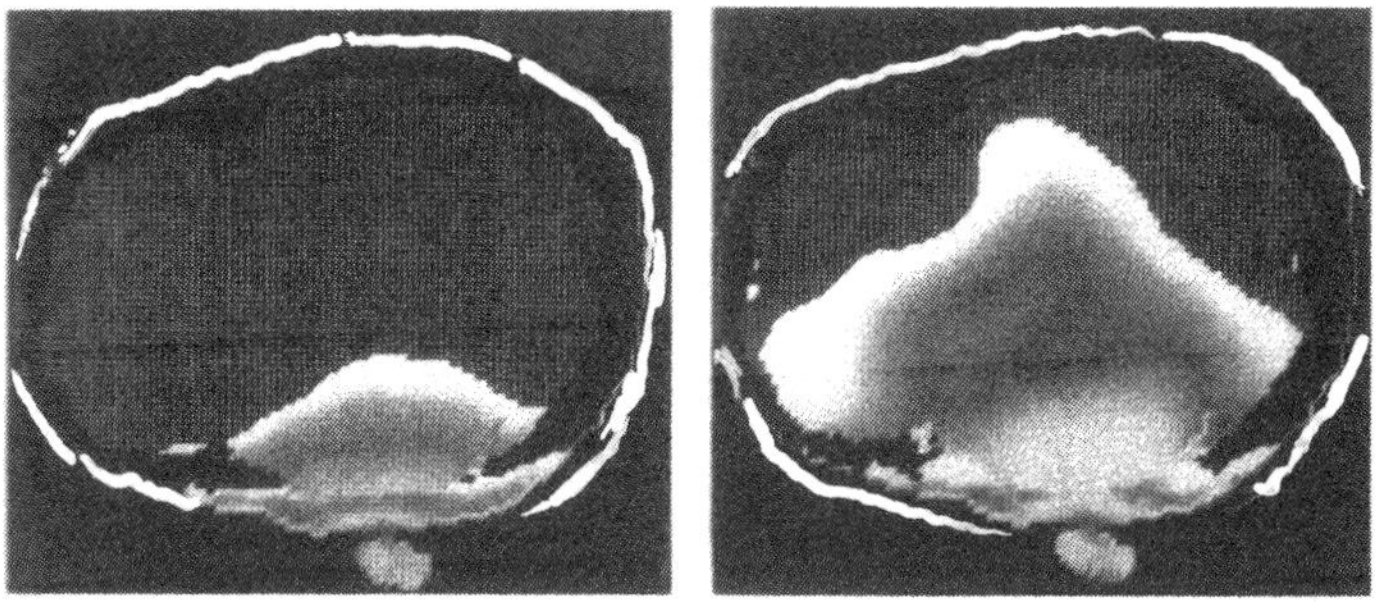

おとなの脳のモデル　　５歳児の脳のモデル

注：Om P. Gandhi et al., “Electromagnetic Absorption in the Human Head and Neck for Mobile Telephones at 835 and 1900 MHz”.
出典：*IEEE Trasaction on Microwave Theory and Techniques,* Vol.44, No.10, Oct., 1996.

いっぽうロシアはすでに二〇〇二年、一六歳未満の子ども・妊婦のケータイの使用禁止を決定。

インド南部の州政府も「学習能力、健康に有害」と一六歳未満に使用禁止としています。

ドイツでも小児科協会が二〇〇〇年一二月、子どものケータイ使用制限を警告。政府委員長も使用禁止を主張しています。

英国も一六歳以下の子どもの不使用を勧告。

フランスも二〇〇九年一二歳未満の子どもケータイ禁止を決定しています。

まさに日本は、能天気の後進国です。

DNA破壊とは？

電磁波でDNAが破壊されるメカニズムをわかりやすく

●DNA分裂と再生時にやられる

＊DNAが二本にわかれるとき電磁波で〝振動〟

細胞分裂によって一つの遺伝子（DNA）を持った細胞が二つにわかれます。

そのときDNAも二つにわかれる必要があります。つまり、一本のDNAらせん構造が、わかれて二本になるのです（図1−14）。この一本のらせん構造が二つに裂けていくときが、DNAのもっとも不安定な状態です。らせん構造と塩基（はしご段）は、イオンで電気的に結合しています。そこをケータイのマイクロ波のような異常電磁波がおそう。それは、「サイクロトロン共鳴」を起こしてイオンを〝振動〟させたり〝らせん運動〟させたりします（一九三ページ参照）。

そこで、一本のDNAから二本のDNAに再生されるとき、遺伝子構造の損傷、破壊がおこるのです。それは、大切な遺伝子情報の破壊です。だから、奇形細胞や異常胎児が出現したり、

●細胞分裂時、電磁波のエネルギー振動が襲うと……

図1－14

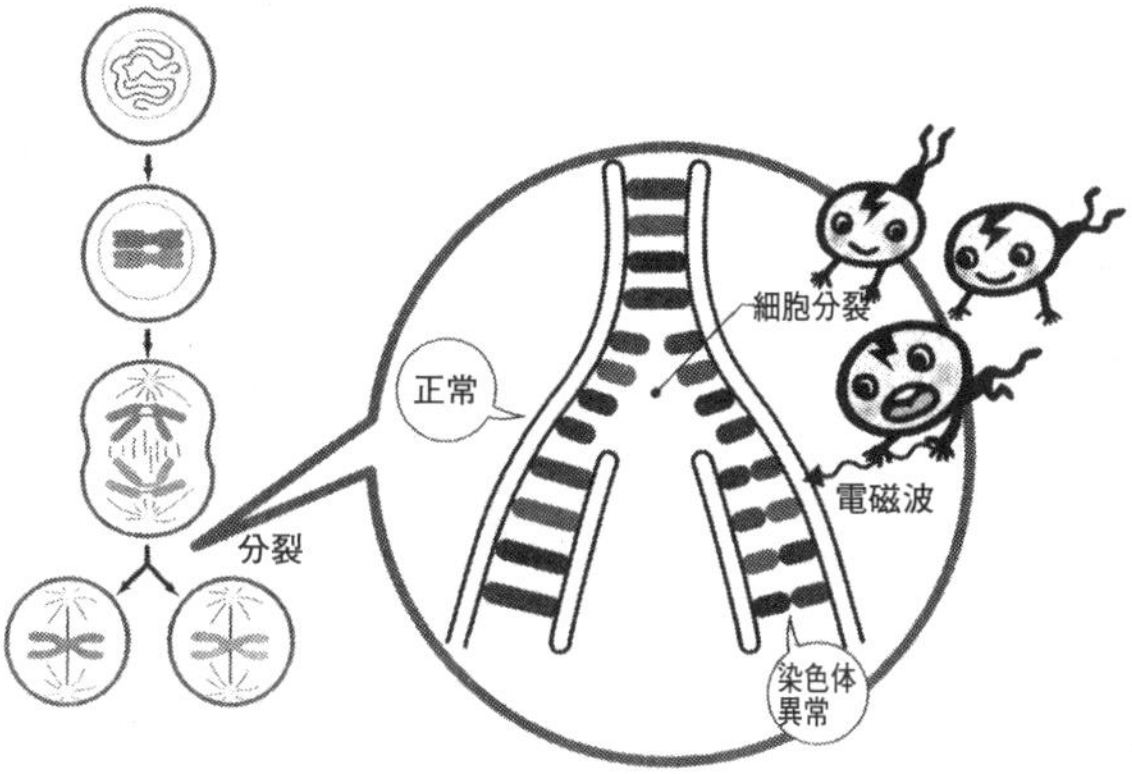

出典：『ケータイで脳しゅよう』（三五館）

細胞死などがひきおこされるのです。

＊“安全基準”の半分で染色体破壊は二倍増

マイクロ波が遺伝子を損傷する。それは、次の実験でも証明されています。

グラフ1－15は、ヒトのリンパ球細胞にマイクロ波を照射した実験結果です。

左棒グラフは「染色体異常」（全体）です。右棒グラフは「小核化現象」です。これはリンパ球細胞のまわりに小さな核が分布する現象。染色体が電磁波で破壊されて散乱した証拠です。正常の血球細胞では絶対におこりません。

グラフの左端は、照射前。電力密度はゼロです。そのマイクロ波の強さを〇・五、一〇、三〇と上げていく。するとマイクロ波強度が強まるほど、リンパ球の染色体（遺伝子）破壊が急増します。

〇・五ミリワット毎平方センチメートル（mW／

●電磁波が強くなるほど遺伝子は傷つく

グラフ1－15

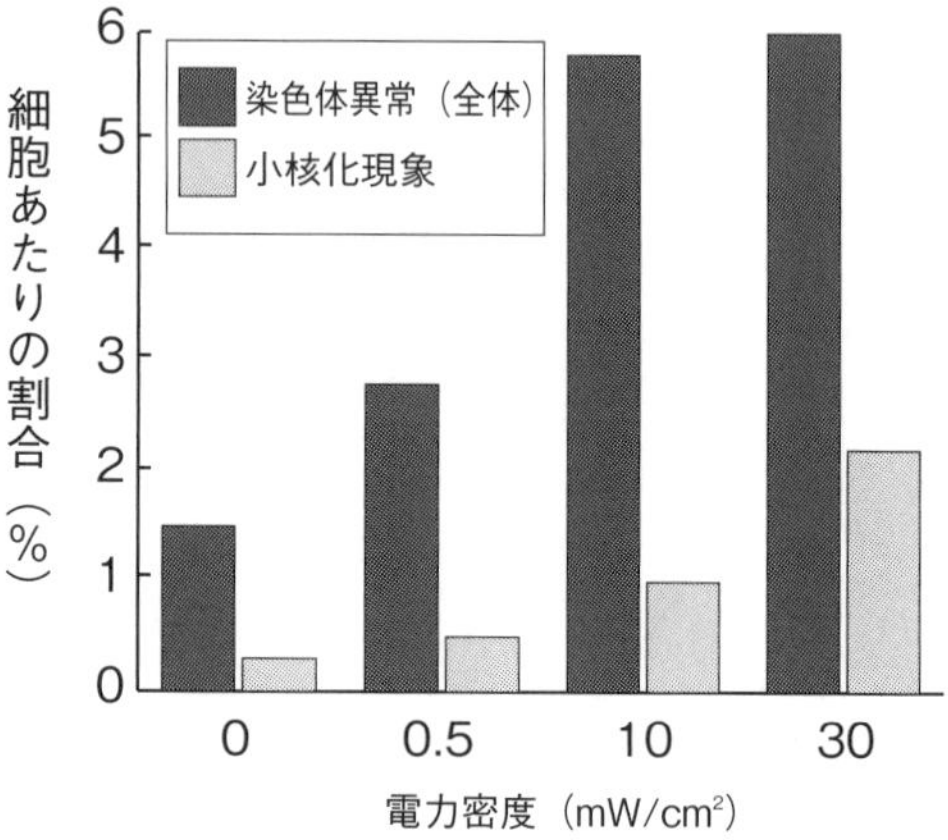

ブホバックらによる論文（1992年）から引用

出典：『ケータイで脳しゅよう』（三五館）

㎠）でマイクロ波を三〇分照射しただけで、「何もしない」場合に比べて、染色体破壊は二倍に急増します。

ところが日本のマイクロ波安全基準は一・〇mW／㎠。その半分の強さで、生体細胞の染色体の破壊は二倍になるのです。どこが〝安全〟な基準というのでしょう。

細胞の染色体破壊は、いうまでなくもガン、奇形、遺伝病など深刻な事態をひきおこします。この照射実験も、マイクロ波のおそるべき危険性を立証しています。

遺伝子損傷

なぜ、電磁波でガンになったり、
奇形になったりするのですか？

●遺伝子（DNA）が破壊されるからです

＊生体内の電子を〝シェイク〟する電磁波作用

「電磁波は、生体内のエレクトロン（電子）をシェイクするんだよ」

アメリカの若い研究者の言葉が印象的です。まさに、そのとおり。シェイクとは〝揺する〟ということです。「サイクロトロン共鳴」（一九三ページ）を理解すれば、電磁波が電子を〝揺さぶる〟さまがイメージできるでしょう。

変動する磁場（電磁波）は、生体内の荷電した粒子（イオンなど）を振動させます。

つまり、電磁波動エネルギーが運動エネルギーに転嫁したのです。

これにたいして静磁場は、文字通り、静かです。振動作用はいっさいありません。

だから、電磁波のおそろしさは、まず変動（振動）しているかどうかによって決まるのです。

＊イオン結合のＤＮＡが破壊される！

「弱い磁場でも変動磁場が怖い」

こう指摘したのはロケット開発の父とたたえられる故・糸川英夫博士です。

「変動しますと、遺伝子（ＤＮＡ）というのは、例の塩基ＡＧＣＴのタンパクで、鎖《くさり》になってくっついている。その鎖になっているところは、エレクトロン（電子）とイオンでくっついています。だから、それが受胎の瞬間のように、いっぺん遺伝子がバラバラになって再結合するときに、かんたんに電磁波の影響を受けるわけです」（『ＯＭＮＩ』89／2　要約）

＊ＤＮＡ塩基は二重らせんにイオン結合している

人間の細胞核を顕微鏡で観察すると染色体が見えます（前出図1－6左上）。それは母親から受けついだ二三本と、父親から受けついだ二三本の合計四六個あります。その各々の染色体を拡大していくと二重らせん構造が見えてきます。これが二〇世紀最大の発見といわれる遺伝子（ＤＮＡ）構造です。

二重らせん構造をよく見るとハシゴのようにつながっています。それがＡＧＣＴ四種類のたんぱくからなる塩基です。その組み合わせにより遺伝情報が書きこまれているのです。その塩基対は、全部で三〇億にものぼります。その遺伝子配列の情報（ゲノム）により、私たちの個性・体質まで決定づけられているのです。

＊ＤＮＡ分裂のとき電磁波振動で破壊される

これら塩基と二重らせん構造は、電気的にイオン結合しています。細胞分裂のときには、それが二つにわかれて、再度、チャックのように組み合わされていきます。そのとき電磁波を被ばくすると、結合部分が激しくゆすられます。すると、トンデモナイ場所に塩基がくっついたりする。あるいは二重構造や塩基が切断される。つまり遺伝子構造が破壊されるのです。いわゆる電磁波による「共鳴」現象による破壊作用です。

荷電粒子（イオン）が激しく振動、回転、らせん運動などを起こすことにより、遺伝子構造はこわされるのです。

これが、電磁波によるＤＮＡ損傷のメカニズムです。このわかりやすいメカニズムを、日本の政府、学界、業界そしてテレビ、新聞はまったく知らぬふりを決め込んでいるのです。

三万ドル勝訴

携帯電話の被害で裁判で勝った例はありますか?

●電磁波で発ガン、労災三万ドル支払え

＊世界初、ケータイによる脳しゅようを労災判定

ケータイで脳しゅようになる。

それは裁判所でも認めています。〇五年五月、アメリカで画期的な判決が出ました。携帯電話をつかって脳しゅようになった、と訴えた裁判の判決です。そこで「ケータイによる脳しゅようが労災と判定された」のです。これは、世界初の裁判所による裁定です。つまり、法的にも携帯電話のマイクロ波被ばくが、脳に発ガンさせることを認めたのです。

この労災判決を受けたのはS・ブライスさん。彼女はカリフォルニア州で携帯電話プログラマーの仕事をしていました。仕事内容は、ケータイ契約をした客に、設定をして手渡すことが業務。仕事柄、毎日、数時間は携帯電話をつかわなければならなかった。

＊〝プライス判決〟が世界のケータイ裁判を変える

彼女は九九年、ある日、軽い頭痛と眼の痛みを感じた。頭痛は日増しに強くなり、おう吐などの発作も……。病院に行くと脳しゅようと診断された。仕事を休まざるをえなくなった彼女は、突然、解雇された。さいわい、脳しゅようの摘出手術は成功した。しかし、労災認定は原因不明と却下。彼女は電磁波研究で著名なN・プラウトバール博士にめぐり会い、そのサポートで労災に再申請した。博士は膨大な電磁波の有害性をしめすデータを判事に提出した。

「電磁波被ばくが原因と考えるほうが合理的です」（同博士）

判事の判決は「労災と認める。医療費、その他、経費として三万ドルを労災補償としてをプライスさんに支払え」。

世界初の快挙を『The Sun-Sentinel』紙（二〇〇五年一〇月二日）が詳細に報道しています。

職場でのケータイ被ばくと、個人の被ばくに、まったくちがいはありません。だから、この〝プライス判決〟の意味は重いのです。今後、この判例は、世界中の被害の裁判に大きな影響を与えるでしょう。それは日本も例外ではありません。

裁判ラッシュ

ケータイで脳しゅようになるなら裁判に訴えるのもとうぜんですね

●中には八億円請求の裁判もあります

＊海外ではケータイ訴訟はラッシュ状態

海外では「携帯電話で脳しゅようになった」など被害者が、メーカーを訴える訴訟があいついでいます。表1–16は、二〇〇〇年以降、米国の例です。

これらも、ほんの一部。まさに海外でケータイ被害者による訴訟ラッシュがおきているのです。〝ブライス判決〟は、さらにこれら裁判にはずみをつけるでしょう。

中には携帯電話会社であるモトローラ社の研究者や販売員まで、裁判をおこしています。九五年には、日本のＮＥＣ、ソニー、サンヨー、パナソニックなども被害者に訴えられています。

近年でも、米メリーランド州に住む四一歳の男性が「右耳の奥に脳しゅようができた」と裁判をおこしています。その理由は「一日に何度も使用し続けたケータイが原因で発ガンした」とモトローラ社などを訴えたもの。

●メーカーは脳しゅようリスクを知っていた！

表1－16　携帯電話使用者の発ガン訴訟（2000年以降、米国の場合）

訴訟原告	訴訟年月	相手（被告）企業	理由
ニューマン	2000.8	モトローラ／ベル・アトランチック	脳しゅよう（神経医学者）
ブロワー	2001.2	モトローラ／ソニー	脳しゅよう
アンゲロス弁護士	2001.4	携帯メーカー多数（集団訴訟）	危険性通知の怠慢
ムッレーイ	2001.11	モトローラ	脳しゅよう（社の技術者）
アグロ	2002.2	モトローラ／ノキア／クアルコム	脳しゅよう
コクラン	2002.2	オーディオボックス／モトローラ／ノキア	星状神経細胞腫
ケラー	2002.2	ノキア／サンヨー／ソニー	聴神経しゅよう
ショフィールド	2002.2	モトローラ／ノキア／パナソニック	突起神経間質しゅよう
シュワム	2002.2	クアルコム	聴神経しゅよう

出典：『ケータイで脳しゅよう』（三五館）

請求した損害賠償金額は八〇〇〇万ドル（約八億円、一ドル：一〇〇円換算）。

アメリカで請求金額が巨額になるのは、懲罰的賠償金の請求が認められているからです。つまり、国家が企業犯罪に罰金を課すかわりに、被害者が罰金を課す、という発想です。

＊メーカーは有害性を知っていた（特許申請書）

これら裁判の言い分は「メーカーは初めから有害性を知っていた」と、いうもの。

「マイクロ波による脳しゅようなどのリスクを知りながら、それを防ぐ何の対策も取らず、ユーザーに脳しゅようなど深刻な被害を多発させた」

これが、ケータイ裁判の根拠です。このように裁判は、メーカーにとって圧倒的に不利です。

メーカーが「携帯電話の有害性を知っていた」ことを証明する証拠があります。

それが、八〇年代に提出された「特許申請」書類です。そこには、次のように記載されていたのです。「〝危険な〟マイクロ波によるユーザーの被ばくを防ぐ工夫」——つまり、メーカー側は、ケータイ電磁波の危険性を〝認識〟していた決定的証拠です。だから「被ばくを減らす工夫や発明」を特許申請していた、というわけです。

メーカーみずから、決定的証拠の公文書を残していた！

これは消費者被害の「予見可能性」を示す物的証拠です。被害を「予見」したら「回避」する義務がメーカーに生じるのです。

それをいっさい行わずに、危険な携帯電話を売りまくり、おびただしい脳しゅよう被害者を世界中に多発させた……。それが、モトローラやソフトバンクなど、携帯電話会社の悪質な正体なのです。

このような悪辣《あくらつ》な行為は、人道的にも、法的にも許されるものではありません。

＊損害を受けたら裁判する権利があります

ケータイのマイクロ波がきわめて人体に有害である。

これは、本書を読めば、だれでも確信できるでしょう。脳しゅようや白血病が多発する。さらに、さまざまな健康被害。それらを立証する学術論文が一万件以上……それこそ無数に山のようにあります。

もし、あなたがケータイで脳しゅようにかかったとする。それは、ケータイにより損害をこうむったのです。民法七〇九条という法律は「故意または過失によって損害を受けたひとは、与えた相手側に損害賠償を求めることができる」と定めています。相手とは、とうぜん携帯電話会社です。

携帯電話会社は、危険な商品によってあなたに被害をあたえたわけです。だからメーカーとして損害を賠償する義務があります。これを、製造物責任といいます。

「故意」とは「わざと」という意味です。「過失」とは「失敗」という意味。携帯電話の会社は、使用者に健康被害などが発生しないようにする義務（責任）があります。

それは「被害」の「予見」「回避」義務です。この二つの義務を果たさなかったばあい、会社側は「過失責任」を問われるのです。ケータイメーカーはユーザー被害を無視して膨大な利益をあげてきました。そのツケはあまりにも大きいといえます。

交通事故五・六倍

その他、ケータイでおきる悪影響って
どんなのが、ありますか？

●交通事故の危険率が五・六倍増えます

＊ユーザーに「注意力欠如」「反射低下」などの症状

ケータイ愛用者には「脳波変動」「注意力欠如」「反射低下」などの症状があらわれます。

▼交通事故の多発：「運転中に一ケ月間あたり五〇分間、ケータイ通話すると事故危険率が五・六倍増加する」（九六年、ビンランティ博士）

仰天の危険率です。道交法で、現在、運転中のケータイ使用は厳禁です。

▼反射低下：「ケータイ電磁波を浴びると、ヒトの『反応時間』に変化が現れる」（九八年、プリース博士）

▼脳反応の鈍化：「脳の潜在的な『反応力』が遅れるようになる」（九八年、フルード博士）

▼注意力鈍化：「クルマの運転に必要な『注意力』『反射力』などの切替え反応速度が非常に遅くなる」（九九年、ハードキィ博士）

▼**判断力に異常**：「ケータイ電磁波で『判断力』『認識力』に異常が発生する」（九九年、ランブル博士）

▼**脳波異常**：「携帯電話ユーザーには、脳波をふくむ、脳活動に変化があらわれる」（九五年、クリッチング博士ら）。「脳波」異常は、以上の脳反射のおとろえ、鈍化をうらづけるものです。

＊ペースメーカー、脈拍が跳《と》んだ！

――その他、ケータイ電磁波は、思いがけない身体被害をもたらします。

▼**ペースメーカー誤作動**：「ケータイ電磁波は、ペースメーカー（心臓に電気刺激をあたえて心拍を維持する装置）使用者に、脈拍が〝三拍分、跳んだ〟などの不整脈をひきおこしています」（九六年、キドニスキー博士、他）

▼**聴覚障害**：「一五分間、ケータイ通話をしてマイクロ波を被ばくすると『聴覚障害』などがおきる」（九九年、ケルニー博士）

▼**体温上昇**：「ケータイ使用で、あきらかに体温の一部が上昇する。さらに『中枢神経系』『循環器系』に生理学的に明確な異常が発生する」（九九年、キドニスキー博士）

▼**二倍発ガン**：これはネズミ実験結果。「ケータイ電磁波を浴びせたマウスに二倍のリンパ腫が発生した」（レパコリ博士）。

イヤホンマイク

耳にあてるとあぶないなら
どうすれば、いいですか？

●イヤホンマイクでリスク一三六分の一

＊リスク四倍の脳しゅようを避けるなら

「ケータイを耳にあてると、頭が痛くなる」

わたしがいうと、友人は不思議そうな顔をします。

「おまえ、変わってるなぁ……」

自分はなんともない。だから、奇妙な人種を見るような目つきになってしまうのです。

人間の外部からの害作用にたいする感受性には、個人差があります。わたしのように数秒で、頭が痛くなる。それだけ、野生動物に近く、過敏なのです。それが正常だと思います。なんともないなら、あなたは電磁波〝鈍感症〟なのです（失礼！）。ただ、脳細胞など生体はだれでも例外なく電磁波のダメージを受けています。それを感じるか、感じないか、のちがいなのです。

ヨガの教えにつぎのような教訓があります。

「ほんとうの健康体とは、すぐに具合が悪くなり、すぐにもとに戻るからだである」

電磁波になにも感じない、イコール安全、ではないのです。

＊リスク一三〇分の一に！　巻取式イヤホンマイクのすすめ

さて——。ケータイの電磁波を避けるもっともかんたんな方法。それは、イヤホンマイクをつかうことです。

自動で巻き取れるタイプが、電気店で一〇〇〇円前後で売られています。わたしは、イヤホンマイクをつかうことで、あのいやな頭痛や倦怠感から解放されました。

イヤホンケーブルをめいっぱいひきのばす。すると、ケータイは身体から五〇センチは離すことができます。電磁波の強さは、発信源からの距離の二乗に反比例する。耳に五センチの位置で話すのにくらべて五〇センチなら一〇分の一の二乗、つまり電磁波強度は一〇〇分の一に弱まります。

しかし、これは単純計算。実はイヤホンケーブルは位置によっては電磁波を増幅する作用もあります。しかし、少なくとも「イヤホンマイクで被ばく量二〇分の一以下に減らすことができる」。これは、日本での学術シンポジウムに参席したイスラエルのザミール・シャリタ博士の証言です。

さらにイヤホンマイクは被ばくを最大一三六分の一に減らせることが証明されています。

●イヤホン電磁波は130分の1に減る

表1－17　イヤホンマイクの有効性

	イヤホンマイク	
	×不使用	○使用
機種1	0.98	0.01以下
機種2	0.53	0.01以下
機種3	1.36	0.01以下

(SAR値の比較、単位：W /kg)

出典：*SAR Test Report,* Apr., 2000.

表1－17を見てください。これは英国政府による公式報告。「SAR値」とは人体に吸収されるマイクロ波のエネルギー量。イヤホンマイクで危険性（被ばく量）はすべて〇・〇一以下に激減します。機種によって九八分の一、五三分の一……と劇的にリスクをへらせることが証明されたのです。

＊使い勝手もイヤホンが抜群にいい

イヤホンマイクを使ってみると、じつに便利！　画面の操作も簡単です。耳にあてたり、もどしたりの面倒臭さもない。イヤホンでくっきり聞こえ、周囲の雑音も気にならない。

ちなみに、あまり知られていませんが、携帯電話から発生する電磁波は、「着信音前」「呼び出し中」「通話開始」のとき、ケタ違いに強くなります（図1－18）。

それはケータイ自身が、最寄りの中継タワーをさがすなどのため、より強い電磁波を発信する必要があるからです。「通話中」になると、電磁波強度が約一〇分の一に激減します。

だから、電磁波の危険タイムは「呼び出し中」なのです。意識的に身体からはなすようにしましょう。

●呼び出し中は10倍やばい！耳から離せ

図1－18　携帯電話から発生する電磁波の強さの変化

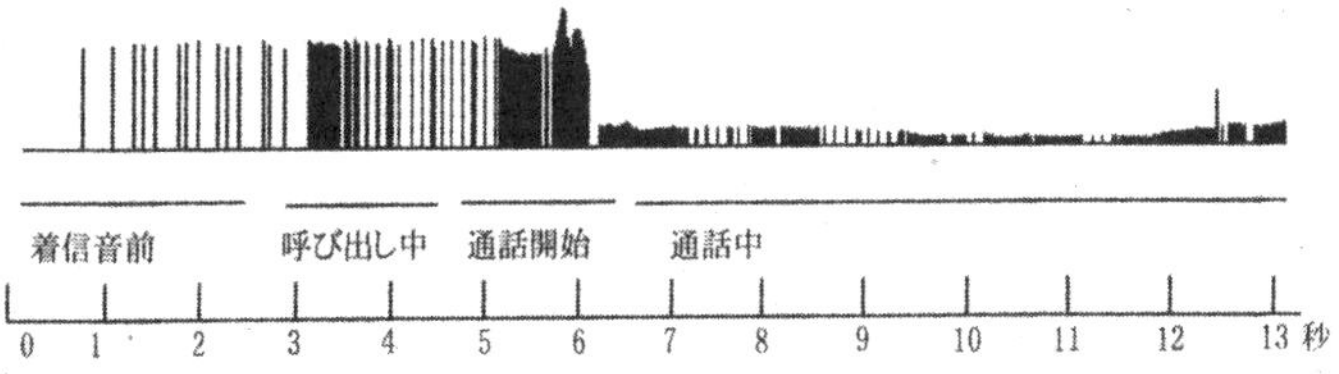

出典：http://www.techmind.org/gsm/index.html

＊スマホ耳から二・五センチ以上離せ⁉

最近のスマホの「取り扱い説明書」には「体の表面から二・五センチ以上離して使用してください」と書かれています。つまり『耳に当てて使うな！」と〝警告〟しているのです。これは将来の裁判対策です。なにしろ、ガラケーでも耳に当てて使うと、たった一〇年で五倍脳しゅようを発症する。4G世代スマホにはデジタル方式スパイク波が使用されています。これはさらに約一〇倍は危険という。だから将来、ユーザーに脳しゅようが爆発的に増えかねない。全員が裁判を起こしたら携帯会社は損害賠償で倒産する。その事態に備えての「注意書き」なのです。

消費者が脳しゅよう被害を訴えてきたら「耳から二・五センチ離して使用されましたか？」「いいえ、耳に当てて使いましたけど」「なら、『使用上の注意違反』ですね。お客様の使用者責任。当社に責任はありません」。

〝かれら〟の狡猾さに、あなたは舌を巻くでしょう。

しかし裁判では戦えます。二・五センチ離す理由が説明されていないからです。「脳しゅよう、他のガンなどマイクロ波があなたの健康を損なう危険性があります」と理由を明記しないかぎり「注意書き」は意味をなしません。

＊スマホ尻ポケットで直腸ガンに

はっきりいいます。メーカーのいう二・五センチ、スマホを体から離しても危険です。ケータイから出る電磁波は、それほど強烈なのです。

しかし、メーカーは「耳を当てて使う」「体に密着させる」が極めて危険であることを認めているのです。海外で増えている若者の直腸ガンの原因にスマホが上げられています。尻ポケットにスマホを入れている若者が多い。そこから発ガンマイクロ波が直腸を直撃したのです。

それだけでない。男性なら精子もやられる。

「ラットの陰嚢に毎日六時間、スマホのマイクロ波を当てたら、精巣は破損され、〝種無し〟になってしまった」

これは中国、中南大学の研究リポート。日本メディアでも「尻ポケットにスマホで『精子が死ぬ』という衝撃研究」（『週刊新潮』２０１９／11／14）と警鐘を鳴らしている。

〝スピーカホン〟など

ケータイを安心、超便利に使いこなす
そんなアイデアを教えてください

●ハンズフリーで超安全、超便利！

＊室内ならどこでも手ぶらで会話できる

あなたのケータイには〝スピーカホン〟機能がついていますか？（写真1―19）

これは、じつにすぐれもの。この機能にきりかえる。すると、テーブルの上においたままで、通話ができるのです。つまり、相手の声は、ケータイ内蔵のスピーカーで聞こえる。こちらの声は遠隔マイクでひろう。だから、机の上に携帯をおきっぱなしで、会話できます。両手があいているので、じつはラクです。さらに、試してみると、四～五メートルはなれても会話に不自由しない。つまり、ふつうの室内だったら、どこからでもケータイ通話ができる！

さらにメリットは、有害な電磁波被ばくがまったく心配ないこと。そのケータイからの距離は、イヤホンマイクの比ではありません。

外出時は、イヤホンマイクで通話。そして、帰宅時などは〝スピーカホン〟で通話が、かし

●寝転がってもしゃべれるスグレモノ機能

写真1－19　スピーカホン

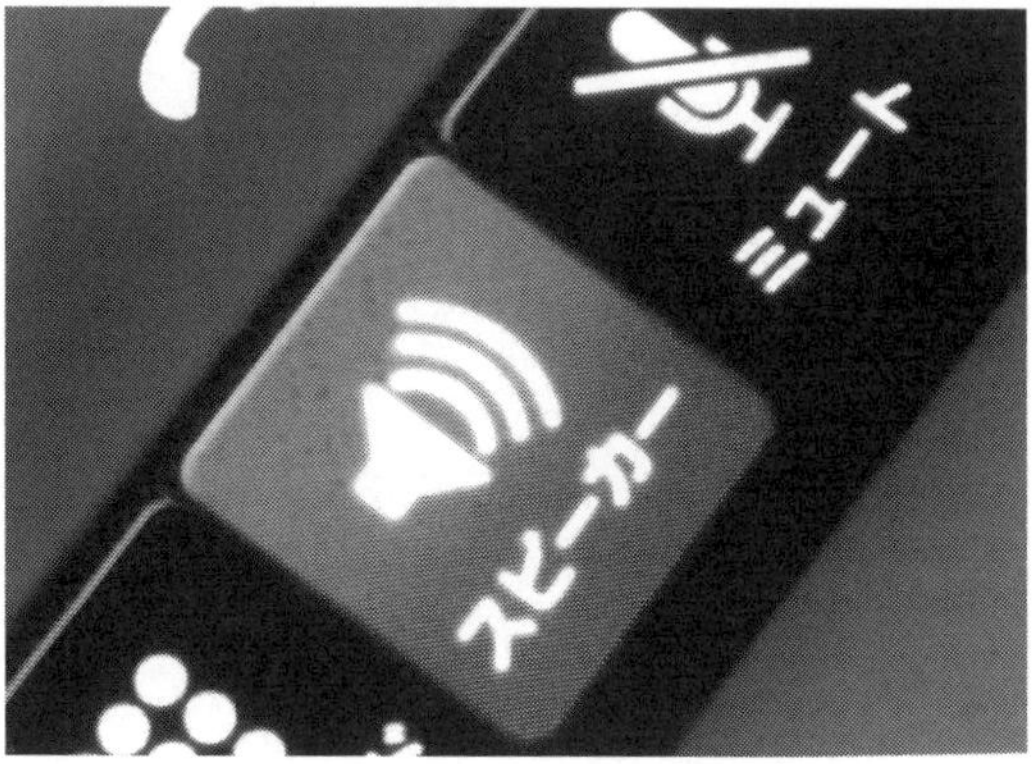

こいケータイのつかいかたといえるでしょう。外出時でも、プライバシーに関係なければ〝スピーカホン〟で通話すればいいのです。

＊〝スカイプ〟は無料でかけ放題、使わないと損

さらに、かしこいコミュニケーション術は〝スカイプ〟の活用です。

これは地球の裏側とでも、無料で（！）テレビ電話でもかけほうだい。国内でも〝スカイプ〟通信なら、テレビ電話でも、音声電話でも、まったく無料です。かんがえたらタダの電話があるのですから、通話料金をとられる携帯電話すら、ばかばかしい。

さらにスカイプでは複数の電話ができます。四人、五人でも同時に話せる。つまり電話会議もできるのです。パソコンと小型カメラを使えばテレビ会議すらできます。

テクノAO

いろいろな電磁波防御グッズがありますが、効果のほどは？

●ケータイ頭痛がピタリ止んだ！

＊〝人体実験〟で確認した有害電磁波の消去効果

わたしは、さまざまな電磁波防御グッズのたぐいは、ほとんど信じていない。なにやら、おまじないグッズ。そんな印象をもっていたからです。

ところが国際的な物理学者、増川いづみ博士をご自宅に取材したおりに、えがたい体験をしました。博士はミシガン州立大で工学博士号、ＭＩＴ（マサチューセッツ工科大）で量子力学の修士号を取得。水と波動の研究では国内第一人者。わたしが電磁波過敏症でケータイを耳にあてると数秒もたずに頭痛がする、というと……。

「では、これでもう一度、かけてみてください」

私の携帯電話の裏面に、なにやら長円型の金属を二個貼って手わたしてくれた（写真1－20）。半信半疑で、首をひねる。友人が、わたしのケータイに電話をかけてみた。少し、おっかな

●わが“人体実験”で頭痛が完全に消えた

写真1－20

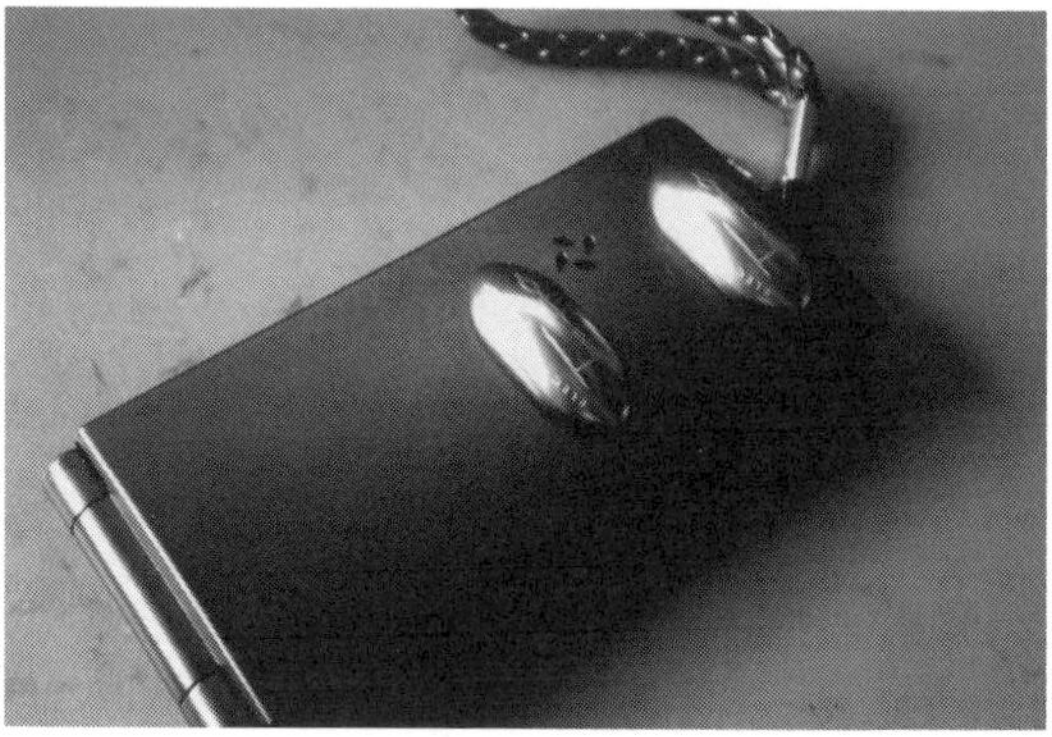

びっくりで耳にあてる。「もしもし、聞こえますか？」の声。「はい、聞こえますよ……」で時間が流れる。アレ……不思議だ。まったく、あのイヤな頭痛がしない。いくら、耳に押しあてても何も感じない！　ふつうの電話受話器と変わらない。「まったく、なにもないでしょ」と増川博士はニッコリ。

＊有害電磁波をアルファ波（八～一二ヘルツ）に補正

「どうして電磁波を消したのですか？」とたずねる。

すると……。

「消したのではなく有害電磁波を自然な波動に変えたのです。自然な電磁波なら、まったく安全ですからね」

これが「テクノＡＯ」なる防御装置との出会いとなった。

わたしは、何事も自分で試さないと信じない。しかし、みずから〝人体実験〟でケータイ頭痛が完全に消えた！

以来、イヤホンマイク無しで〝実験〟をこころみたが、まったく頭痛や違和感は感じない。心底、感服した。

増川博士が開発したこの装置には「安定的に結晶化されたバイオ溶液」が封入されているという。それは脳がリラックスしているときに出すアルファ波と同じ八〜一二ヘルツに近い磁気を発振している。そして「テクノＡＯ」の側では脳のアルファ波が増幅される（グラフ1―21）。携帯電話をつかうと、そのアルファ波は有害電磁波を補正して自然なアルファ波形に変える、という（グラフ1―21下）。だから、あの悩みの種だったケータイ頭痛が完璧に消え失せたわけです。

＊世界一流研究機関による臨床実験データが証明

仏モンペリエ大（免疫研究所）の実験では、電磁波をあてても「テクノＡＯ」が存在すると、副腎ホルモン、メラトニン、免疫グロブリンすべてが正常値にもどっています。

またケータイの電磁波をあてるとニワトリ受精卵の死亡率は一八％が四倍の七二・四％にはねあがります。しかし「テクノＡＯ」を装着すると二七％にまで激減。あきらかに有害電磁波を大幅に軽減しています。

「有効性を証明する多くの徹底した臨床データがあります」

増川博士は、自信の笑み。「他の防御グッズは、ほとんどダメですね（苦笑）。面白いことにアメリカ政府や軍、メーカーのトップクラスは、すべてこれをつかっています。だけど公には認めない」。

●人工の有害電磁波を安全な自然波に変える

グラフ１－21

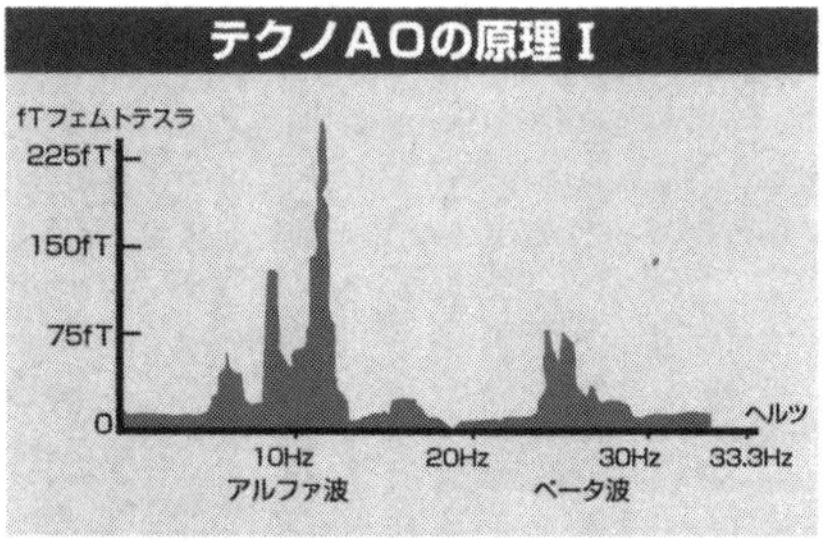

原理Ⅰ アルファ波を自己発振

「テクノAO」は、脳がリラックスしている時に出すアルファ波と同じ八～十二ヘルツ前後に近いごく微弱な磁気を発振しています。

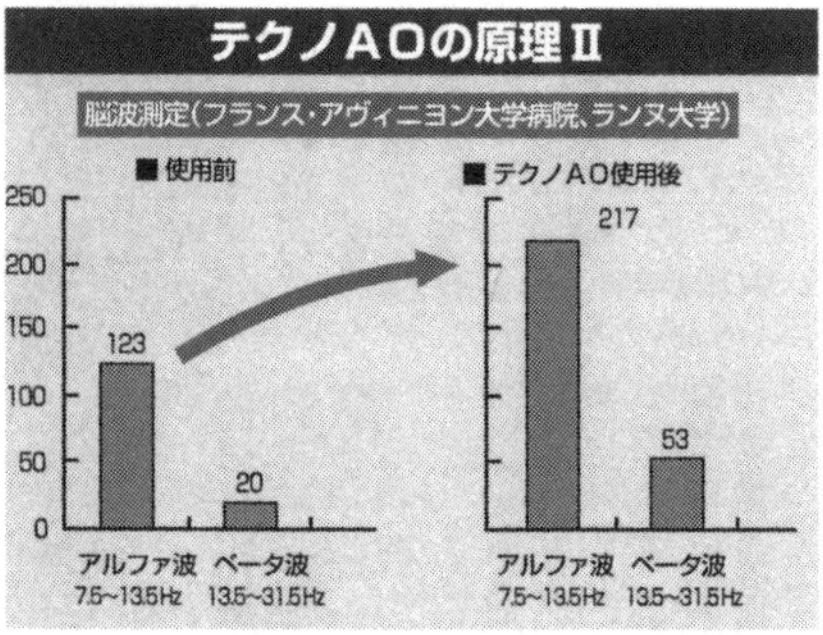

原理Ⅱ 脳のアルファ波を増幅

「テクノAO」があることで、脳のアルファ波が増幅され、活性化されます。また、ベータ波も自然に活性化されています。

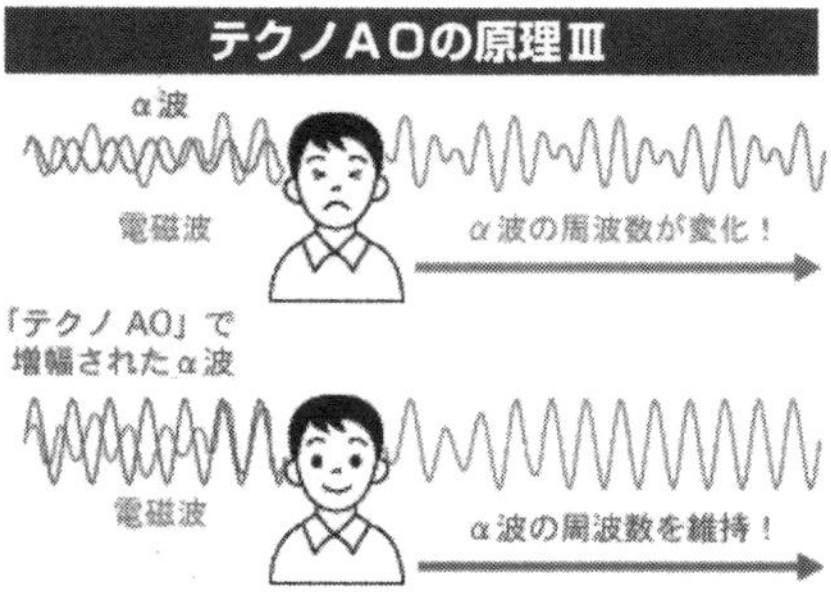

原理Ⅲ 有害な電磁波を補正

増幅された脳のアルファ波は、有害な電磁波を受けてもうまくのみこむようにしてアルファ波帯に変換、電磁波の影響を軽減し、脳の自然なリズムと体の機能を保ちます。

出典：『はじめませんか電磁波対策』テクノエーオーパンフレットより

第2章　あちこちに中継タワー

近いほど
頭痛、不眠、耳鳴り
放送タワーの周辺は
白血病は九倍

「不眠症」

「耳鳴り」のほか中継タワーの被害はどんな症状がありますか？

●電波強度に比例して急増しています

＊微弱電波でも「睡眠障害」が三〇％多発

あなたは、最近、ぐっすり眠れていますか？

「不眠症」に悩む日本人が急増しています。その、原因は近くに建ったケータイ中継タワーからのマイクロ波によるストレスの可能性が大です。携帯電話会社に、まずタワーからの電波強度を測定させることです（国際的「ザルツブルグ基準」以下を要求しましょう。下記）。

世界中で、ケータイ中継タワー等からの電磁波で不眠症が多発しています。

グラフ2-1は、電磁波が強くなるほど「睡眠障害」が増加することを証明しています。これは、住宅地の近くに建っているラジオ放送タワーからの電磁波被ばくと「睡眠障害」の発生率（％）の関係を調べたもの（九五～九九年）。

被ばく量増加に比例して、きれいな相関が見られます。

●ラジオ塔から放出される電磁波は睡眠障害を引き起こす

グラフ2−1　シュワルツェンブルグで行なわれた睡眠障害と線量反応相関

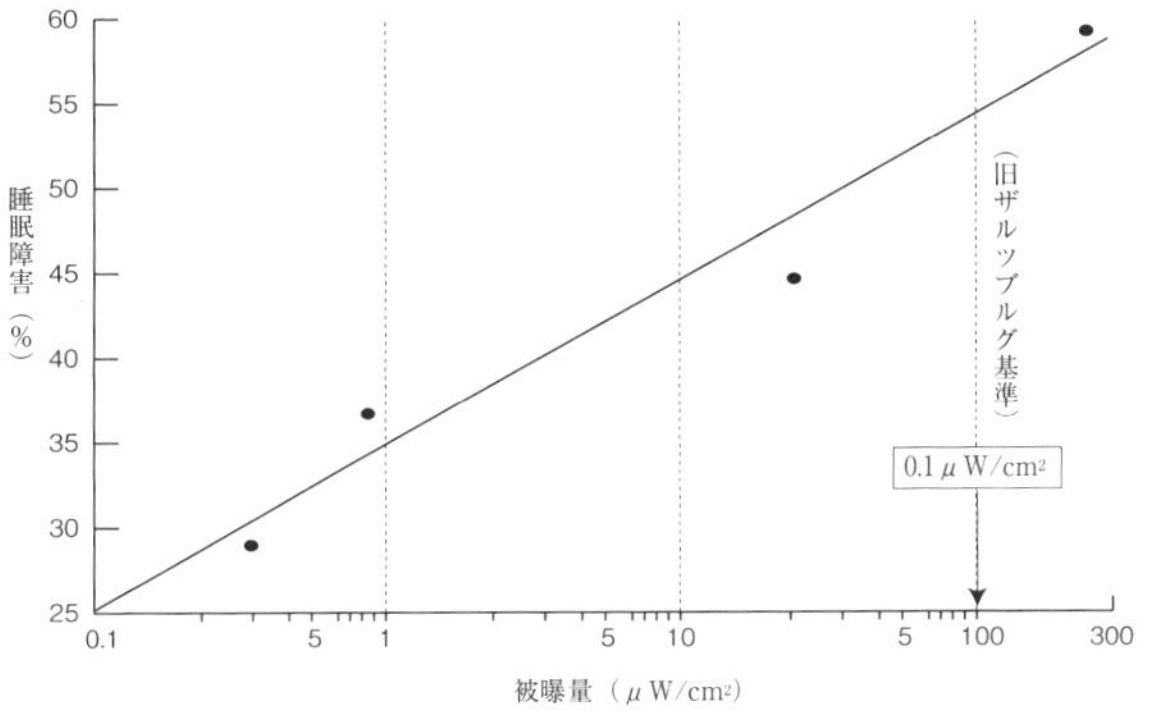

（被ばく量は nW/cm2 で表示。1nW/cm2 = 0.001 μ W/cm2）

出典：Altpeter et al,(1995)and(1999)

二〇〇〇年、電波（マイクロ波など）の〝安全基準〟が成立しています。「世界一厳しい」と国際的に評価された数値。それが「ザルツブルグ基準（旧）」です（〇・一マイクロワット毎平方センチ（μW／㎠）、一一〇ページ参照）。

おどろくべきことに「睡眠障害」は『ザルツブルグ基準（旧）」（〇・一μW／㎠）の、なんと一〇〇分の一強度で約三〇%も発生している！　そして、電波強度が「基準値」にたっした時点で「睡眠障害」は二倍（六〇%）に急増しているのです。

＊六〇万倍も甘い日本の電波〝安全基準〟

世界一厳格なはずの「ザルツブルグ基準（旧）」ですら、「睡眠障害」多発のまえには、無力だった……。ちなみに、日本の電波被ばくにたいする人体〝安全基準〟は六〇〇μW／㎠！、「ザルツ

●放送タワー出力アップで不眠症が2～4倍

グラフ2－2　スイスのシュワルツェンブルグでの電磁波被ばくによる成人の睡眠障害

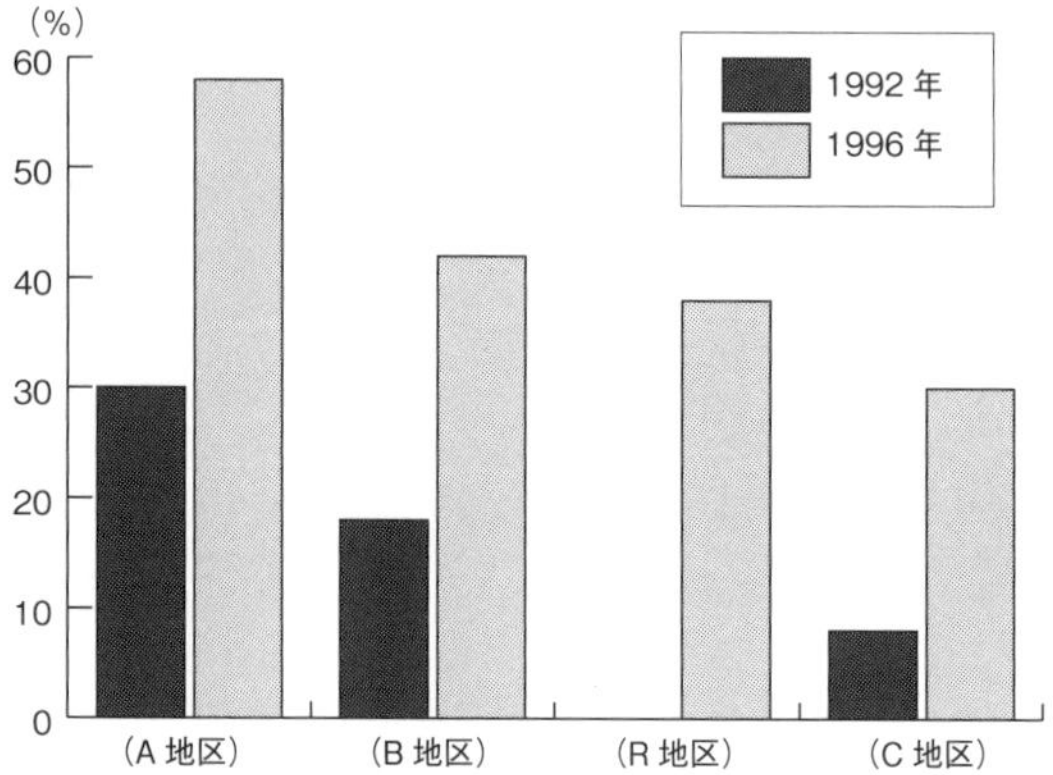

出典：『ケータイで脳しゅよう』（三五館）

ブルグ基準（旧）」の六〇〇〇〇倍も大甘の数値です。つまり、日本人はオーストリア人より六〇〇〇倍も強い電波を被ばくしても〝安全〟というのです。お話になりません。ここにも日本政府の国民の生命、健康を虫ケラなみにあつかう姿勢が、はっきりあらわれています。

ちなみに、オーストリア当局は「睡眠障害」多発などの研究報告に衝撃を受けます。ただちに、「ザルツブルグ基準」を一〇〇倍も厳しく改定しなおし〇・〇〇一μW／㎠と定めたのです。つまり「これ以上の電波被ばくは、人体に何らかの悪影響をおよぼす」と、同国は、認めたのです。

この新基準と日本の〝安全基準〟を比較すると、日本は六〇万倍もゆるくなります。

＊電波出力が増えると「睡眠障害」二〜四倍に

放送タワーや携帯中継タワーは付近住民に「不眠症」をひきおこす。証拠は数多くあります。グラフ2-2も、その具体的な証明です。

スイスでの調査報告です。ある地方（シュワルツェンブルグ）のA、B、R、C四地区での「睡眠障害」発生率を比較したものです。

この地域には、短波放送タワーがあり。二四時間、電波を放射しつづけていいます。グラフで、興味ぶかい事実に気づくでしょう。九二年（棒グラフ左）にくらべて九六年（右）の方が、「睡眠障害」が二〜四倍に急増しています。

なぜでしょう？　四年間で電波出力が増えたからです。なお、B、R、C地区の住民は、平均〇・一μW／㎠という超微弱な電波を受けていたにすぎません（九九年、アベリン博士ら）。これは世界一厳格といわれた旧「ザルツブルグ基準」に相当します。

＊睡眠障害と電磁波に因果関係がある

この研究でスイスの研究者たちは「睡眠障害と電磁波の間には、因果関係がある」と断定しました。その原因は「電磁波の脳への鋭敏な反応性による」という。

具体的には――①睡眠の質、②慢性疲労、③ガンと関連した器官変化、④神経ホルモン（メラトニン）減少……などをあげています。

④メラトニンは脳中枢の、あずき大の松果体から分泌されています。松果体は〝磁気器官〟で、太陽などからの電磁波を感知して、昼夜のリズムをきざんでいます。その生命リズムが、放送タワーや携帯中継タワーの電波で、乱されるのです。

＊学習障害、物忘れや方向オンチになる

電磁波を浴びると「物覚え」や「記憶力」が低下する。それを証明する動物実験もあります。「三四匹のラットに迷路でエサまでの経路を覚えさせた。しかし、電磁波を浴びたグループはなかなか覚えられない。エサまでの到達時間も長かった」（米、ヘンリー・ライ博士）。つまり電磁波を浴びたラットは記憶力が衰え、方向感覚が低下するのです。ライ博士は「電磁波被ばくで、記憶をつかさどる物質アセチルコリンが減少する」と指摘しています。

オーストラリアで右耳にケータイを当てて使っていた七二歳の男性は、右側頭部にシビレや痛みを感じるようになった。検査を受けると脳右側の神経反応は、左側にくらべて約六分の一に低下していたのです。ケータイ電波の脳機能低下おそるべし、です。

「耳鳴り」

ケータイ中継タワーができて
耳にブンブン、音が聞こえるんです

●中継タワーでまず多発する〝被害〟

＊中継塔から三〇メートルから七〇〇メートルの住民に発生

「イライラする変な音が聞こえる……」

オーストリアでの事件です。九六年、夏ごろから、ある地域住民たちから、苦情がつぎつぎに噴《ふ》き出した。はじめは数件だったのが、しだいに増えつづけ、狭い地域なのに一二人もの住民が「変な耳鳴り」を訴えるようになった。

すぐに〝犯人〟のめぼしはつきました。付近にデジタルのケータイ中継タワーが建設されてから、住民に異変が生じたのです。「耳鳴り」を訴えるひとたちの家は、その鉄塔からわずか三〇メートルから七〇〇メートルの位置に建っていたのです。

＊「歯医者の金属音」「蜂の大群」「エンジン音」……など

ウィーン大（環境健康研究所）のＭ・クンデ博士は、これら住民の自覚症状に着目しました。被害者たちを診断すると、それぞれが、さまざまなストレス症状に悩んでいた。

「耳の変調」「頭痛」「皮ふのつっぱり感」「不眠」……などなど。

とくに「耳の変調」は多様でした。「外耳のズキズキ不快な痛み」「耳鳴り」や「気分が悪くなる」。それも「高音」と「低音」の二種類があるという。さらに、住民は、それらを具体的にたとえる。高音は「歯医者さんが歯を削る金属音」「蜂の大群がブンブン飛ぶ羽音」「一匹の蚊がうるさくまとわりつく感じ」。

じつにリアルな表現です。

低音は「ディーゼルエンジンの音」「遠くから聞こえる旧式の飛行機エンジン音」「ポンプの音」……。これら「音」が二四時間、耳の中で鳴りっぱなし。それが、つねにつきまとう。その〝やかましさ〟のストレスで、ノイローゼになりそうです。

＊タワーからの特定周波数に反応している

被害者たちは「真夜中の一時から三時のあいだに、いつも目がさめてしまう」と訴える。

医者たちは、かれらを徹底的に診断しました。しかし心因性疾患や内臓疾患もいっさい認められなかった。こうして、徹底調査の結果、被害者たちは、全員、ケータイ中継タワーからの、ある特定の周波数に反応していることが判明しました。

しかし、なぞは残ります。

「これら症状が、なぜ特定周波数によってひきおこされるのか？　それは、不明である」（ミカエル博士）

＊脳を守る〝関所〟が破壊される

脳は血液脳関門（ＢＢＢ）という〝関所〟で保護されてます。脳に有害な物質はここで排除され脳には到達しません。ところが、電磁波はこの〝関所〟を破壊するのです。ラットの実験では、携帯マイクロ波の基準値の一万分の一の強さで脳関門の破壊が始まっています。それは、脳へ有害物質が流入するので脳機能低下を引き起こします（九七年、スウェーデン、Ｂ・パーソン博士ら）。神経細胞へのダメージは痴ほう症、精神障害、アルツハイマーなどを引き起こします。「若い人たちが、毎日、携帯電話を使い続けることは、数十年後の中高年にさしかかったとき、思わぬ影響が現れるかもしれない」と研究者たちは懸念しています

信頼できる電波の〝安全基準〟はありますか?

「ザルツブルグ基準」

●新「ザルツブルグ基準」を目安にすべきです

*電波利権と政府は〝安全基準〟を作れない

電磁波は、商業利権や軍事利権に、がんじがらめで縛《しば》られています。だから、被ばくする住民のことなど、はじめから知ったことではない。莫大な利益をえる〝かれら〟にしてみれば、住民など眼中にはない。ガンや白血病で死のうが、精神異常で自殺しようが、まったく気にもとめていません。

だから、国民の命を守るべき〝安全基準〟も、都合のよいようにでっちあげています。政府とは、そのような巨大利権の〝出先機関〟なのです。だから、国民の生命や財産を守ってくれるわけがありません。

その証拠に、電磁波の危険性に警告を鳴らす一万件余をかるく超える研究論文を、完璧に無視しているのがわが国政府なのです。この国民無視の姿勢は、世界の他の国でも共通です。

それでも良心的な姿勢をつらぬこうとしている政府もあります。

＊日本の〝安全基準〟の六〇～一〇〇万倍厳しい

オーストリア、音楽の都として有名なザルツブルグ市。そこはモーツアルトの生まれ故郷として有名です。二〇〇〇年六月、この都市で国際会議が開催されました。

ザルツブルグ州厚生局とウィーン大・環境保健研究所が共催した会議で重大決議がなされました。同会議では携帯電話中継タワーから放射される電磁波が、どれだけ周辺住民に悪影響を与えるかが、徹底的に討議されました。その結果――中継タワーから発信される電磁波強度は〇・一マイクロワット毎平方センチメートル（μW／㎠）を「安全基準値」とすべき、という結論にたっしたのです。これが、知る人ぞ知る「ザルツブルグ基準（旧）」です。

それが、いかに厳格かは、日本の〝安全基準〟と比較するとわかります。

日本も、その約半年前の九九年一〇月に、管轄官庁の郵政省が、電波の人体への〝安全基準〟を定めています。それは、ナント……「六〇〇μW／㎠以下なら〝安全〟」というもの。「ザルツブルグ基準」（〇・一μW／㎠）と比べると、六〇〇〇倍です。

これは、アメリカの〝安全基準値〟を、そっくりそのまま転用したからです。日米軍事同盟を結ばされている〝属国〟ニッポンは、勝手に〝安全基準〟など作ることは、逆立ちしても不可能なのです。

電波は〇・一μW／㎠という弱さでも「脳波に異変」。つまり脳（感情、行動）に影響を及ぼす。〇・一六（同）で「子どもの運動機能、記憶力、注意力に悪影響」。〇・二〜八（同）で小児白血病二倍……。日本の安全基準と比較すると背筋が凍る。

5Gではケタ外れの強烈電磁波が、子どもたちにもおそいかかる。逃げ場はない。

＊さらに一〇〇倍厳しい「新ザルツブルグ基準」

なお、先述のように、「ザルツブルグ基準」以下でも「睡眠障害」が三〇％も発生しているなどの事実をふまえて、この基準はすぐに改定され、新基準は一〇〇倍も厳しい数値〇・〇〇一μW／㎠になっています（屋外、一三七ページ参照）。

ちなみに地球生命の固有波動として注目を集めている「シューマン共振」の強度は、なんと、「旧ザルツブルグ基準」の一〇〇万分の一という微弱さなのです（一九七ページ参照）。

それでも、地球上の生命は、この母なる地球の〝ささやき〟のリズムにしたがって生命活動を営んでいるのです。その〝ささやき〟にくらべれば、ケータイ中継タワーなどからの電磁波強度は、まさに大砲を耳もとでぶっぱなすような大音響のはずです。

「不眠症」や「うつ病」「ガン」などになるのは、とうぜんなのです。

タワーから離れろ！

近くに放送タワーがあるのですがだいじょうぶですか？

●子どもの白血病が九倍に増えます

＊成人も「急性リンパ性白血病」三・五七倍

放送タワーからの電波は、子どもの白血病を九倍に増やします。

英国、サットン・コールドフィールドに建つ放送タワー。その周辺住民の健康調査は衝撃的です。タワーから二キロメートル以内と一〇キロメートル以遠の住民を比較した。とりわけタワー周辺五〇〇メートル以内の人口密集地を精査。すると小児白血病が九倍も発症していた！

さらに一五歳以上の白血病でもタワー二キロメートル以内では「急性リンパ性白血病」三・五七倍、「全白血病」一・八三倍も発病していた。成人は、小児にくらべて比較的、電磁波被害をうけにくいと考えられてきました。それでも、これほど高率で白血病犠牲者が出ているのです（サットン・コールドフィールド報告）。

＊放送タワーから二キロメートル以内、小児白血病死二・三二倍

その他、衝撃的な研究があります。オーストラリアのホッキング博士の報告です。シドニー郊外の放送タワー周辺に住む一四歳未満の子どもたちの小児白血病の発生状況を克明に調べたのです（ホッキング報告）。

博士は、まず子どもたちの住む地域を、A、B、二つに分類しました。

A地域：放送タワー周辺（二キロメートル以内）と、B地域：放送タワー遠方（一二キロメートル以遠）。

問題の放送タワーは、テレビ四局とFMラジオ一局の計五つの放送局が電波発信に共同使用していました。外観はいくつもオワン型アンテナを外部に取りつけた鉄塔が三基並んで建っています。どこにでもある普通の放送アンテナです。

ここから、ほぼ二四時間、ラジオやFM放送、テレビ放送の電波（高周波、マイクロ波など）が周囲に放射されていました。

周辺住民は、まさか、その電波が子どもたちに深刻な悪影響をあたえていたなど、夢にも思っていませんでした。このホッキング報告が発表されるまでは……。

＊二キロメートル以内のリンパ性白血病の死亡率二・七四倍

まず――。ホッキング博士は、はるか遠くのB地域の、小児ガンの発症率、死亡率を各々

●放送タワー２㎞以内は子どもの白血病死は 2.32 倍（ホッキング論文）

グラフ２－３　ホッキング論文の疫学調査結果

ガンの種類	死亡者	ケース数（人）	1　2　3（増加率）
脳しゅよう	0.73	30	
全白血病	2.32	59	
リンパ性白血病	2.74	39	
骨髄性白血病	1.77	11	
他の白血病	1.45	9	

（0～14 歳の子どもの場合）

出典：『あぶない電磁波！』（三一新書）

一・〇と仮定しました。これらは疫学調査の対照群（コントロール群）となります。こうして、タワーに二キロメートル以内と近いA地域と比較してみた。

すると、おどろくべき事実が判明しました（グラフ2−3）。さまざまな小児ガンの罹患率、死亡率ともに、放送タワー近くに住む子どもたちのほうが、はるか遠くB地域に住む子どもたちより、突出していたのです。

とりわけリンパ性白血病の死亡率はA地域（二キロメートル以内）は二・七四倍にもたっしています。骨髄性白血病の死亡率一・七七倍、他の白血病一・四五倍、全白血病の死亡率は二・三二倍です。

＊タワー周辺は自然界の七万倍も電磁波被ばく

ここで注目すべきは、タワー周囲の電波の強さです。

自然界の電波（高周波）強度は、〇・〇〇〇一マイクロ・ワット毎平方センチメートル（μW／㎠）です。放送タワーから一二キロ以上も遠方B地域でも「その一〇〇倍以上の被ばくをしている。だから、発病率が一・〇という保証はない」（荻野博士）。

仰天は、タワーから二キロメートル以内A地域は、自然界の最大七万倍ものケタ外れの電波を四六時中浴びているのです。

送電線からの電磁波（低周波）も危ない。しかし、放送タワーからの電波（高周波、マイクロ波）もやはり危険なのです。

＊中継基地から一〇〇～二〇〇mが危険

放送タワーも携帯中継タワーも、電波を発信している点で同じです。つまり、ケータイ中継基地は、小型の〝放送タワー〟なのです。その電波強度は中継タワーから一〇〇～二〇〇メートルが最大になります。三〇〇メートルで半減。意外なのはタワーから一〇〇メートル以内では、逆に五分の一から一〇分の一と弱くなるのです（ザルツブルグ市測定報告）。

「最近では、アンテナ下向きの角度を水平にしているので三〇〇～五〇〇メートルの位置で強度が最大になると予想されます」（荻野博士）

アンテナから離れているからと安心できません。逆に危険は高まるのです。

ダウン症一〇倍

染色体異常のダウン症が増えています
やはり、電磁波と関係があるのでしょうか？

●電磁波でダウン症が一〇倍増えた町……

＊レーダー操作員の子どもに多くのダウン症児

ダウン症状は細胞の染色体異常でおきる病気です。

「先天性の染色体異常症の一種。英国の内科医J・L・ダウン（一八二八〜一八九四）が発見した。（原因は）ヒトの二一番目の染色体の過剰によっておきる発達性障害で、先天的な心疾患をともなうことが多い」（『広辞苑』要約）

医学界は「原因不明」ととぼけています。じつは電磁波被ばくで激増しているのです。

「軍部のレーダー操作員の父親から生まれた子どもは、いちじるしく高いダウン症発現率をしめす」（六五年、米、A・T・シークラー博士）

レーダーのしくみは、アンテナから強力な電波（マイクロ波）を放射して、その反射波から対象物を補足するものです。だからレーダー装置は、つねに強力な有害マイクロ波を放射しつづけており、オペレーターも被ばくしてしまう。レーダー操作室は「×時間以上、在室禁止」と「警告」されている。軍部も、とっくにマイクロ波の人体有害性を知っていたのです。

＊電波塔が林立の町でダウン症一〇倍

マイクロ波を放射するのはレーダー・アンテナだけではありません。

放送用アンテナも、同様に強い電波（マイクロ波等）を発信しています。

その有害電波が住民を直撃するのです。悲劇の街があります。

アメリカ、ニュージャージーに人口二万五〇〇〇人ほどの小さな町ベーノンがあります。

この街には電波中継塔が林立して、異様な風景を醸《かも》し出しています。

電波中継基地の数が、九〇年代当時でも、全米五位というから密集ぶりがわかります。

「この町のダウン症の発症率は、おどろくべき高率である。それは、全米平均の約一〇倍にたっしている」（ベッカー博士）

現地の市民グループは「電波中継塔から過度のマイクロ波を被ばくしたため」と告発しています。しかし、放送局も米国政府も、いっさい、この悲劇を黙殺しつづけています。それは日本でも同じ。電磁波の有害性を告発することは、現代社会では最大級タブーなのです。せまい日本列島に、携帯電話の中継塔が雨後のタケノコのように林立しています。悲劇はこれからもくりかえされるでしょう。

女性のガン一〇倍超

ケータイ中継タワーの近くに住むとガンがどれだけ増えるのですか?

●女性の発ガン率一〇・五倍です

＊知らないうちに中継タワーに〝殺される〟

中継タワー付近では、ガンが四倍以上増えます。

「……**基地局から三五〇メートル以内では、発ガン率が全市平均より約四倍高かった**」(〇四年、イスラエル、ネタニア市調査結果)(『あぶない!あなたのそばの携帯基地局』黒薮哲哉著、花伝社)

この調査で、さらに**女性の発ガン率は一〇・五倍**にたっしていました。

住宅地にできた携帯基地局は四~一〇倍もガンを発症させる。その生体障害には戦慄《せんりつ》します。これは、まずマイクロ波自体の発ガン作用、さらに、慢性的な電磁ストレスにより、免疫力が大きく低下したことが原因だと思えます。

とにかく、中継タワー付近の住民は、四~一〇倍の確率で〝ガンで殺される〟。それでも、だまっているのですか？

＊〇・〇〇一μW／㎠超で「症状あり」が上回る

日本の電波安全基準は六〇〇マイクロワット毎平方センチメートル（μW／㎠）とメチャクチャ。殺人レベルの〝指針〟です。わずか〇・〇五μW／㎠という超微弱マイクロ波ですら、深刻な身体被害をひきおこす。日本の〝安全基準〟の一万二〇〇〇分の一というレベルで、次のような心身の被害が多発するのです。

▼「寝室の電磁波強度が〇・〇五μW／㎠以上の人は、〇・〇一μW／㎠以下の人より、頭痛が三・〇六倍、手足の冷えが二・五七倍、集中力の欠如二・五五倍も発症している」（〇六年、オーストリア、ウィーン医科大、ハッター博士）

▼「〇・〇〇一μW／㎠未満では、症状が『何もない』が七〇％だったが、それ以上になると『症状あり』が上回る」（ドイツ医師グループ調査）

＊沖縄県、新城医師家族の体験と苦闘

国内の医学研究としては沖縄県那覇市の新城哲治医師の調査があります。

彼は奥さんと四人の子どもともに二〇〇〇年、一〇階建マンションの三階に入居した。入居時点で、すでに屋上には沖縄セルラーの八〇〇メガヘルツの基地局アンテナが建っていた。家

族のだれもそのことに気づかなかった。

入居直後から家族を異変がおそう。長女が鼻血に悩む。新城医師も鼻血にくるしむ。長男に不整脈。しかし、基地局が原因とは気づかない。〇四年、最上階の一〇階に転居。基地局の位置が新城家の真上となった。妻の明美さんを壮絶体験がおそう。手のしびれ。全身発汗。口の渇き。手が痛くてアイロンももてない。肩に強い痛み。不整脈……。体重は一〇キロも激減した。いろんな病院を転々とし、最後は筋ジストロフィーと診断され、八か月入院。さらに耳鳴り。ろれつが回らない。車の運転方法を忘れるなど異常症状も。新城医師自身も鼻血、倦怠感に悩む。〇八年、一〇月。基地局アンテナを疑いはじめる。

窓から空を見上げたら巨大アンテナが眼に飛び込む。「これだ!」。

＊屋上巨大アンテナ撤去を勝ち取った!

新城家は、一つの〝実験〟をおこなう。

家族全員、遠くのウィークリー・マンションに引っ越した。すると……数日後、長女の鼻血が止まった。次女、三女、長男の体調不良も改善。妻の体調もみるまに改善した。基地局が原因とハッキリした。そこで、家族は賃貸マンションに引っ越した。

さらに、夫妻の行動は、めざましかった。〇八年一二月、沖縄セルラーの基地局担当者と面談。基地局の撤去を申し入れた。さらに、マンション理事会で、新城医師がみずから体験を話し、沖縄セルラーとの賃貸契約解除を提案。すぐに理事長は解約を決定した。沖縄セルラーも、速《すみ》やかに巨大アンテナ撤去に応じた。その意味では、良心的な対応といえます。

＊基地局撤去で住民の症状が消えた！

これら交渉に先立ち、夫妻は全四七戸を対象に健康アンケート調査を実施。その結果を新城医師は、沖縄県医師会の会報に報告している。

基地局の撤去は、〇九年二月から開始、八月に完全終了した。夫妻は一一月に、ふたたび全世帯に健康状態の聞き取り調査を実施。その結果、巨大アンテナ撤去後には住民を苦しめた多くの症状が消えていた（表2－4）！

一七〇例の症状が二三例（一四％）へ激減。住民を苦しめた異様な〝症状〟の原因は、屋上の携帯基地局巨大アンテナからの電磁波だった。

同じように住民運動で基地局を撤去させたのが、兵庫県川西市の清和台地区。この地区でも住民の健康調査が実施されている（グラフ2－5）。

これら症状も基地局の撤去後は、ほぼ完全に消失しています。

症状やストレスは、あとにつづく四～一〇倍もの発ガンの前兆症状ともいえます。だから、これら地区の人達は、命びろいをしたともいえるのです。

●携帯基地局撤去で住民の不快症状も消えた

表2－4　基地局撤去後の症状の改善（回答者総数111人）

症状（のべ人数）	800Mh	2G増設	計	（%）	撤去後
倦怠感	0	27	27	(24.3)	➡0
イライラ感	0	10	10	(9.0)	➡0
精神攪乱	0	3	3	(2.7)	➡0
鼻血	4	6	10	(9.0)	➡0
ドライアイ	3	4	7	(6.3)	➡0
しびれ	1	6	7	(6.3)	➡0
意識障害	1	6	7	(6.3)	➡0
眼痛	1	8	9	(8.1)	➡0
飛蚊症	7	0	7	(6.3)	➡1
めまい、立ちくらみ	3	8	11	(9.9)	➡1
関節痛	6	5	11	(9.9)	➡3
視力障害	4	8	12	(10.8)	➡5
頭痛	5	9	14	(12.6)	➡1
耳鳴り	11	9	20	(18.0)	➡7
不眠、途中覚醒	3	12	15	(13.5)	➡5
計	49	121	170		23

出典：『あぶない！　あなたのそばの携帯基地局』黒藪哲哉（花伝社）

●耳鳴り、頭痛、うつ、不眠、吐き気、めまい

グラフ2－5　全地区障害症状数（複数回答）

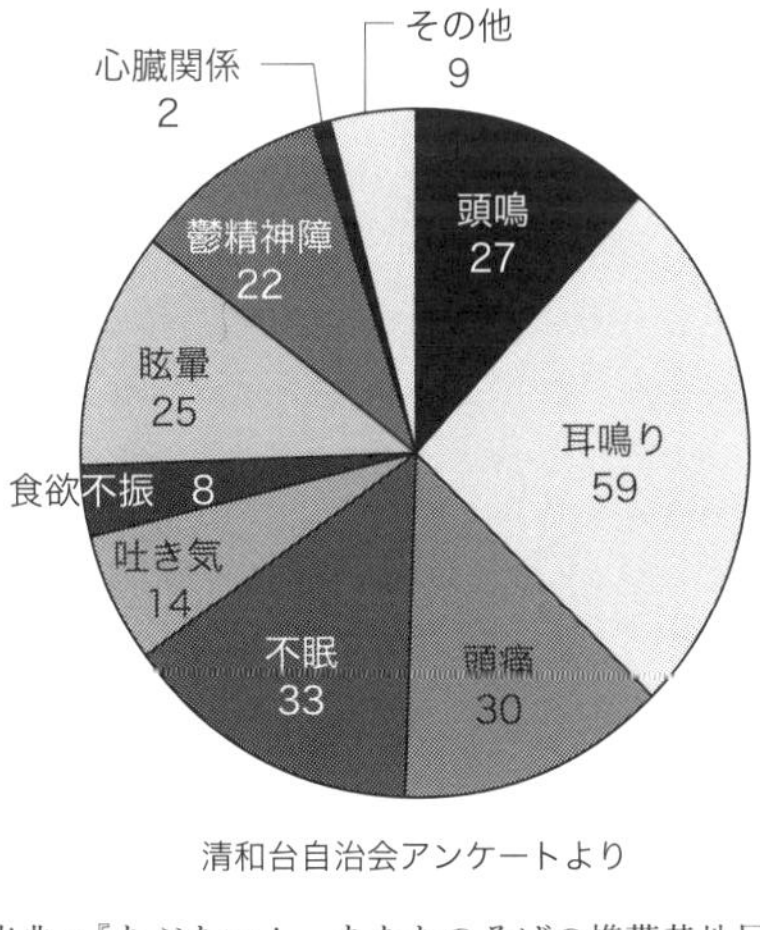

清和台自治会アンケートより

出典：『あぶない！　あなたのそばの携帯基地局』黒藪哲哉（花伝社）

＊民家から三〇〇メートル以内建設禁止（米アーバイン市）

なお「ケータイをつかっているひとが中継タワー反対を言うのはおかしい」と揶揄《やゆ》するむきもある。これは、完全にあやまり。オーストリアは〇・〇〇一μW／㎠という世界で最も厳しいマイクロ波被ばく〝安全基準〟を定めている。

しかし、携帯電話そのものを禁止しているわけではない。これらの基準でもケータイ通話に支障はきたさないからです。

住民がわも「安全に配慮して携帯ビジネスを行ってほしい」と要望しているにすぎない。

たとえば——米、カリフォルニア州のアーバイン市では、民家から三〇〇メートル以内に携帯基地局を設置することを条例で禁止。さらには、高圧線の下は〝グリーンベルト〟と呼ばれ、民家の建設は禁止。それが、アメリカでは常識なのです。

電磁波については日本の〝常識〟は、世界の非常識です。

中継タワーを止めた

携帯電話の中継タワーが近くにできて具合が悪い。止めさせるのは可能ですか

●止めさせることは可能です

＊不眠、腹痛、イライラ、耳鳴り、疲労感……

○五年一二月、兵庫県川西市の閑静な住宅街に突然、巨大な中継タワーが建った。それが騒動の始まりでした。建設したのは㈱NTTドコモ。さっそく稼働し、周辺へのマイクロ波放射が始まった。このドキュメントをVOC・電磁波対策研究会の代表、加藤やす子さんがリポートしています。

——タワーから一七〇メートル離れた場所に住むGさん宅では、基地局の稼働以来、当時一二歳の長男が不眠に悩みはじめた。高周波の電磁波を防ぐシールド・クロスを窓にかけると「その瞬間、長男は笑顔で本を読み始めた、数か月ぶりに笑いだした」（加藤さん）。

○六年夏から電磁波は強くなり、長男は不機嫌になっていった。「四月三日の朝も、長男は眉間にシワがよって、機嫌が悪そうでしたが、昼前ごろに弟と遊び、声をあげて笑ったので、

Gさんは『電波が止まったのかな』と思ったそうです。後になって、午前一一時ごろに電波が止まっていたことがわかりました」（加藤さん）。

まさに、感受性の強い長男の喜怒哀楽は、中継タワーからのマイクロ波に〝支配〟されていたのです。さらに、タワーから一五〇メートルの場所に住むTさん（四六歳）も、不眠、疲労感に悩まされ、病院での診察の結果、電磁波過敏症と診断されたのです。

＊中継タワー稼働停止！　奇跡は起こった

一五歳の次女も学校から帰るとキーンと耳鳴りがする。頭痛、腹痛、さらに怒りっぽくなった。ところが、ある日をさかいに、毎日、起きていたこむら返りが起こらなくなった。次女は朝の目覚めがよくなり、イライラしなくなった。それが〇八年四月三日。

「この日から、中継タワーはマイクロ波の照射を停止したのです」（加藤さん）

その直後から、周辺住民を悩ませていた不眠、血圧異常、耳鳴り、さらに頭の中心で音が聞こえる頭鳴がピタリとやんだ。

＊裁判所に調停を申し立てた住民側の勝利

なぜ、中継タワーは、稼働を停止したのか？

さかのぼって〇七年一月、周辺住民は「電磁波公害をなくす会」を結成、川西市に二点を文

書で要求したのです。それは、
①携帯電話基地局の設置・改造を規制する市条例をつくる。
②電磁波の規制強化と全国的な疫学調査を国に要請する。
さらに、五月、ドコモにたいして「稼働停止」と「健康被害にたいする慰謝料」を要求して、裁判所に調停を申し立てた。そして――。

ついに、〇八年四月三日のこの日、中継タワーはピタリ稼働を停止した。

住民側の完全勝利です。この川西方式をみならえば、中継タワーの稼働停止を勝ちとることも可能です（『建築ジャーナル』〇八年六月号参考）。

〇八年、フランス上級裁判所が住民の訴えを受け携帯基地局撤去を業者に命ずる判決を下しています。理由は「四〇〇件以上の国際論文で健康リスクは明白」というもの。さらに〇九年、同国上院で小中学校でのケータイ禁止法案を可決。同時に一四歳未満を対象にするケータイCMも禁止されたのです。

ヤバイ！　東京タワー

東京タワーの夜景がきれい！
だけど、これ巨大放送タワーですよね

●近くに住むと白血病が増えます

＊小児白血病は二〇倍を超える？

「東京タワーの近くに住むと白血病が増える」

こういうと、みな絶句するでしょう。「デマいうな！」と怒るひともいるでしょう。

しかし、ここまで紹介した放送タワーやケータイ中継タワーから発信される電波と健康被害を、冷静にチェックしてください。とりあげたのは、すべて小型の放送タワー、中継タワーです。それでも、白血病など深刻な住民被害が多発しています。

＊厳しい国際基準値の一〇万強も被ばくする

二〇〇一年七月、市民グループ「ガウスネット」と東京理科大の学生たちが、精密な検査機器によってタワー周辺の電磁波を綿密に測定しました。

●東京タワー周辺で“隠れ白血病”が多発!?

図2-6

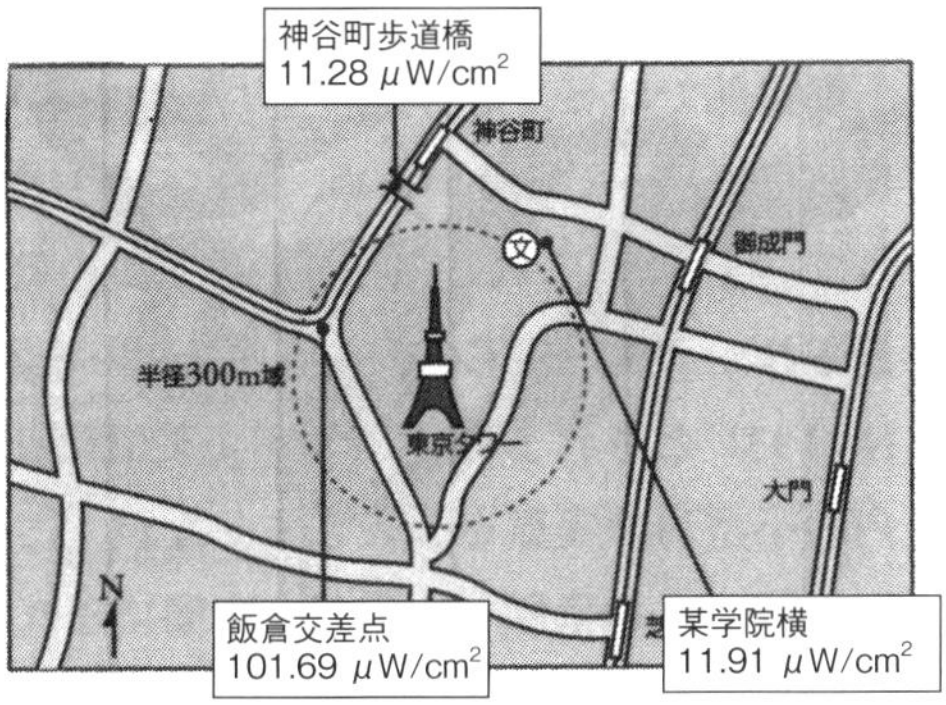

出典：『ケータイで脳しゅよう』（三五館）

東京タワー周辺で、これだけ詳細な電磁波測定がおこなわれたのは初めてという。おどろきました。東京タワー建設以来、政府も放送会社も、自分たちが放射している肝心の電磁波強度の測定を、いっさいサボってきた。ホンネは、人体への有害電磁波の実態があきらかになるので、臭いものにフタをしてきたわけです。

さて、日本最大級の放送タワーからの有害電磁波を、周辺住民はどれだけ被ばくしているのでしょう？　図2-6は、その衝撃結果です。点線は「半径三〇〇メートル域」です。

そのわずか内側にある飯倉交差点は一〇一・六九μW／㎠。「旧ザルツブルグ基準」（〇・一μW／㎠）にくらべても、一〇一六倍！　一〇〇〇倍超の仰天強度です。現基準と比較すれば一〇万一六〇〇倍……!!

ふつうの放送タワー周辺五〇〇メートル以内で子どもの白血病が九倍も多発しています（英、サットン・コールドフィールド報告）。

東京タワーは、それより巨大な放送タワー。周辺住民に数十倍以上の白血病やガンを多発させていることは、まちがいない。その理由は海外の規制とくらべれば明白です。

海外では？

放送タワーの規制は、海外ではどうですか？
東京タワーは、問題ないのかしら？

●違反者は逮捕、付近住民には退避命令

＊外国では〝安全基準〟でタワー閉鎖命令が出される

もしも、東京タワーが外国に建っていたら――。

ほかの国々の電波〝安全基準〟が適用されます。

▼EU：電波安全基準〇・一マイクロワット毎平方センチメートル（μW／㎠）。 EUの基準に照らせば、東京タワー三〇〇メートル圏で、その一〇〇倍も被ばくします。EU諸国ならタワーから少なくとも五キロ以内は退去勧告が出るでしょう。

▼ロシア：二・四μW／㎠。 この値を超える放送局などは閉鎖されます。東京タワー周辺住民は、その四二倍も有害電波を被ばくしています。ロシアだったら住民に避難命令が出されるでしょう。それだけ住民に白血病など健康被害が発生するからです。

▼スイス：四・二μW／㎠。 東京タワーの約三〇〇メートル地点では、やはりスイス基準の二

四倍も被ばく。やはり、退去勧告の対象となるでしょう。

▼中国：六・六μW／㎠。深刻な大気汚染でわかるように、中国当局は、環境問題による健康被害に無頓着《むとんちゃく》。それでも、日本の〝安全基準〟六〇〇μW／㎠の一〇〇倍近くも厳しい数値を定めています。東京タワー付近住民は、その中国の〝基準〟の一五倍も発ガン性のある電磁波を被ばくしているのです。やはり、中国ならタワー付近住民は退去命令は確実です。

▼イタリア：一〇μW／㎠。「一九九九年、これ以上の被ばくは健康に有害」と法的に禁止措置まで定めています。隣接のバチカン放送局が、この基準値を超える強度の電波を発信したため、イタリア当局で関係者が逮捕される騒ぎになっています。

このバチカン・スキャンダルとは〇五年、イタリア裁判所が隣接するバチカン放送局に「安全基準を超える有害電波を発信した」罪で有罪判決を下し、神父らに「一〇日間の拘留」を命じたのです。さらに、追加としてバチカン側に損害賠償額、数百万ユーロの支配等命令の判決を下しています。法は神父たちの横暴に鉄槌を下したのです。

もしも、東京タワーがこれらの国と隣接していたら「わが国民を有害電磁波で被ばくさせた！」と猛烈な抗議を食らうのは、まちがいありません。さらに、関係者の逮捕、拘束、さらにはタワー撤去の要求を突き付けられるでしょう。

まさに、知らぬは日本人ばかり。ベランダで東京タワーの夜景を楽しんでいるばあいではないのです。

●東京タワーやスカイツリーは危険すぎて海外では建設不能

表2‐7

子どもの居住地	①高周波強度（電力密度）	②小児ガン（例：リンパ性白血病）（罹患率）	（死亡率）
A放送タワー周辺（4㎞以内）	0.2〜7.0 μW/cm^2	1.55倍	2.74倍
B放送タワー遠方（12㎞以遠）	0.02 μW/cm^{2}以下	1.0倍	1.0倍

（＊μ W/cm^2:1cm^{2}当たりに受ける高周波強度｛電力密度｝をマイクロ・ワットで表す）

電磁波強度と人体への影響

- ▼0.01 μW/cm^2 ……… 脳の浸透性に影響
- ▼0.02 μW/cm^2 ……… 脳のアミン・レベルが変化
- ▼0.05 μW/cm^2 ……… 男性の精子数が減少
- ▼4.0 μW/cm^2 ………… 神経内分泌に変化
- ▼10.0 μW/cm^2 ……… 遺伝子効果が現れる
- ▼28.0 μW/cm^2 ……… 他の影響下でしゅよう促進効果

（エイディ博士）

出典：『続あぶない電磁波！』（三一新書）

＊二千分の一強度で「精子数が減少！」とは

表2‐7上は放送タワー近くの電波強度による子どもの被害です。

○・二〜七・○μW／㎠被ばくで、リンパ性白血病は罹患率一・五五倍。死亡率二・七倍です（オーストラリア、ホッキング報告）。

いっぽう東京タワーの電波強度は一キロ地点でも三五μW／㎠もあります。歩道橋の上だと一〇〇μW／㎠突破。つまり、この位置に建つマンションなどは、これほど強烈な電磁波から二四時間直撃されている！　ホッキング報告の放送タワーの電波強度は東京タワーの一〇分の一以下。それでも二・七倍の小児白血病死亡率なのです。東京タワー周辺では、最低でも数十倍の子どもたちが、白血病の犠牲になっているのではないでしょうか。

表2‐7下は、タワーからの電磁波強度と人

体への悪影響です。

▼〇・〇一μW／㎠：すでに「脳への浸透性に影響」が出現していることにおどろきます。これは「旧ザルツブルグ基準」の一〇分の一という微弱電波です。それでも悪影響が確認されている。新基準で一〇〇倍厳しくした理由が、ここでもわかります。

▼〇・〇二μW／㎠：「脳のアミンレベルが低下」とは。旧基準の五分の一で脳に異変が起きている。

▼〇・〇五μW／㎠：「男性の精子数が減っていく」。ちなみに東京タワーから三〇〇メートル地点は、その二〇〇〇倍強の電波を浴びています。タワー周辺のセレブ男性たちの〝精力〟が、気になります。

▼四・〇μW／㎠：「神経内分泌に変化」ということは、セロトニンやメラトニンなど神経ホルモン減少がおこる。タワー周辺は、約一〇〇μW／㎠と、その約二五倍も高い強度。抑うつ症などの精神異常がはじまるのです。都心の憂うつは、東京タワーのせいだった？

▼一〇・〇μW／㎠：「遺伝子効果があらわれる」。つまり、電磁波による遺伝子損傷がはじまる。東京タワー付近は、この一〇倍強度。遺伝子異常は、まぬがれない。

▼二八・〇μW／㎠：「しゅよう（ガン）促進効果」。つまり、ガン多発が加速される。ところが東京タワー周辺三〇〇メートル以内は、その約四倍も電磁波強度は強い。

……以上、あなたは、あぜんとして声もないでしょう。

これほど、われわれ日本人は、真実を知らされていない。それでも、あなたは都心〝一等地〟の東京タワー周辺に住みたいと思いますか?

さて、つぎに気になるのは、東京タワーを追い抜いて日本一の電波塔となった東京スカイツリーです。

＊「臭いものにフタ」で命がアブナイ

日本の電波への〝安全基準〟が六〇万倍も〝ユルイ〟ということは、知っておくべきです。ザルツブルグ基準や諸外国の基準値が、日本よりケタ外れに厳しいのは、それ以下では、明らかに周辺住民に健康障害が出ているからです。外国人と日本人に、マイクロ波などに対する抵抗力に差はありません。だから、東京タワー周辺などでは、明らかに潜在的な健康被害が発生していることは、まちがいない。

日本には、昔から「臭いものにフタ」「見ぬこと清し」などの諺があります。それは、現実から目を背けてないことにする〝知恵〟です。

しかし、それは、その場逃れでしかない。目をつむっても危険は降りかかってくる。その犠牲になるのは、いつも弱者です。赤ちゃんや幼子たちが、犠牲になり、苦しみ、息を引き取る。あなたは、そのようなむごい現実に耐えられますか?

スカイツリー

日本最大の電波塔スカイツリーは
電磁波は、安全なのでしょうか？

●危険電波も世界最大級！

＊光ファイバー網の方が安全でコストも安い

「無用の長物ですね……」

鋭い文明批評家、徳永秀晃氏は、この日本一の名所タワーをバッサリ斬って捨てる。

「そもそも電波塔として意味がない。それより各戸への光ファイバー網を整備したほうが、コスト的にもはるかに安上がりでしょう」

光ファイバーは光通信によって情報を送る。金属導線による電気信号なら電磁波を発生します。しかし、光点滅によるデジタル送信は、有害電磁波をいっさい出さない。光は一秒間で地球を七回半回る。だから、情報送信量はケタはずれ。一秒間に百科辞典、何百冊分もの情報を送ることすら、可能となる。

「現在ですら、一ギガ（一〇億）ビットの光送信が可能です。中継機で二ギガも可能。将来は

４Ｋの超精彩テレビにも対応できるはずです」（徳永氏）
だから、有害電磁波で情報を発信することは無意味と断定する。
インフラ整備の基本政策の方向性を、根本的に誤ったということです。

＊東京タワーの有害電波がツリーに移行

放送タワーは、その大小を問わず、周辺に有害電波を放射します。

世界中で白血病やガン、身体変調が多発しています。それは、この一冊で書ききれないほどです。日本で、もっとも強烈な有害電波を発信していたのが東京タワー。それに代わって、さらに強力電波を発信する放送タワーとして登場したのがスカイツリーなのです。

国がうたうスカイツリーの役割は地上波デジタル放送の送信。なぜ、関東の古称〝武蔵〟にちなんで六三四メートルにしたのか？　それは「都心に林立する二〇〇メートル級の超高層ビルによる電波障害を避けるため」という。発信される電波は、地上波デジタルテレビ電波、ＦＭ電波、マルチメディア放送電波、タクシー無線中継局などなど……。二〇一三年五月、東京タワーからスカイツリーへ電波移行の確認テストを実施。つまり、周辺に放射される強力電波も、スカイツリーに〝移行〟したのです。

●日本の規制は先進国より60～100万倍も甘い！

表2－8　基地局からの電磁波（高周波）の規制値について（国際比較）

国名、年代等	周波数900MHz（メガヘルツ）	周波数1800MHz（メガヘルツ）
スイス、政令2000	4.2 μW/cm²	9.5 μW/cm²
イタリア、政令2003（屋外）	9.5 μW/cm²	9.5 μW/cm²
ロシア（モスクワ）1996	2.0 μW/cm²	2.0 μW/cm²
中国、1999	6.6 μW/cm²	10.0 μW/cm²
ICNIRP	450 μW/cm²	900 μW/cm²
日本、告示1999・アメリカ・カナダ	600 μW/cm²	1000 μW/cm²
パリ（フランス）	1.0 μW/cm²	
ザルツブルグ（オーストリア）（屋外） 勧告2002（室内）	0.001 μW/cm² 0.0001 μW/cm²	0.001 μW/cm² 0.0001 μW/cm²

ICNIRP ＝国際非電離放射線防護委員会、資料参照

＊一〇〇万倍も甘い日本の規制値

「スカイツリーの電波強度は、電波防護指針を順守した安全で安心な電波となります」（スカイツリー解説ブログ）

それは平成九年の「電波防護指針」（郵政省）に基づく。つまり六〇〇マイクロワット毎平方センチメートル（μW／cm²）まで目一杯、放射する、ということです。

この値は、すでに身体に悪影響の出る〇・〇〇一μW／cm²（ザルツブルグ基準・屋外）の六〇～一〇〇万倍という驚愕の数値であることを、頭に入れてください。

解説「指針の基準値は、国際的な指針と同等のもの」とはあきれかえります。表2－8オーストリア、ロシア、スイス、中国などの〝安全基準〟と比較してみださい。よくぞ、ここまでペテンの嘘が言えたもの。さらに「すべての無線局は、国のチェックを受けて、ひとびとの安全を確保しながら、電波を発信している」というからあぜん。同ブログが参照にしたのが総務省ウェブサイト。つまり、スカイツリー会社は政府答弁を、そのまま「解説」として転用

しているのです。

スカイツリーは情報の発信量が、これまでとケタ外れ。東京タワーの一〇倍規模の白血病などの重大な住民被害が発生することでしょう。

「電波」の人体への「安全規制」の国際比較を見て、あなたはガク然とするはずです。一覧表を見るとアメリカ、カナダ、日本だけがもっとも厳しいザルツブルグ基準（屋外）の六〇〜一〇〇万倍と、突出しています。これはズバリ軍事的な理由です。日米軍事同盟にしばられた日本人は、知らないうちにケタ外れの有害電波を浴びせられているのです。

＊欧州ではスカイツリーは建設禁止

電波規制はロシア二μW／㎠、フランス一μW／㎠と軒並みきびしい。日本は六〇〇〜一〇〇〇μW／㎠と仰天数値。スカイツリーは、ここまで有害電波を発信しているはず。だからスカイツリーはヨーロッパでは絶対建設不可能。中国（六・六μW／㎠）でも禁止！

ツリー周辺の住民は、全員、有害な発ガン電波を浴び続けている。ツリー観光で浮かれているばあいではない。

マスコミの責任

「うちは書けない」とマスコミ記者が言ったとか？

●広告料（口止料）で飼われて堕落……

＊「電磁波問題は書けない」朝日記者のつぶやき

「うちは電磁波問題、書けないんですよネ……」

その若い新聞記者はアッサリ言った。あまりにさらりとつぶやいたので、こちらがア然とした。朝日新聞の三〇代半ばのI記者。わたしの著書『ホットカーペットでガンになる――〝電磁波〟出さない安全タイプに買いかえよう！』（五月書房）を一べつしての、ホンネだった。日経新聞の後輩記者は「うちはスポンサーに関わることは一行一字、書けません」と唇をかんだ。あらゆる大新聞は、こうして完全にスポンサー圧力で口封じされている。

たとえばKDDIの年間広告費は四三〇億円、ドコモ四一一億円……（〇八年度）。

知らないのは、お人好しの読者ばかり。テレビはもっとヒドイ。ソフトバンクのあの白い犬の広告は、連日垂れ流され、ドコモのキノコ頭のファミリーCMもうるさいくらい。これら、巨大スポンサーからの広告料という名の〝口止め料〟でテレビ局員は超高給を保証されている。知らぬはテレビの前でニコニコ見いっている国民ばかり。このように、日本のマスコミには、報道の自由など、存在しない。なのに羊以下に飼いならされた国民は、死ぬまで気づかない。

＊頭を丸めて謝罪に来た新聞記者

メディアの裏切りは生々しい。

「……奇妙なかたちで報道を自粛する傾向も強まったようだ。たとえば朝日新聞社の例である。同社は、〇六年の夏ごろ、本格的に電磁波問題の取材を進めていたようだ」「川西市の山路さんも（朝日の取材を受けた）その一人である。『朝日新聞の記者の方は、健康被害を訴えていた川西市の住民の一人ひとりから、綿密な聞き取り調査をされました。本当に熱心に取材されていましたよ』。ところが、結局、本格的な電磁波報道を展開するには至らなかった。電磁波報道の企画そのものが中止か、中断になったようだ。じっさい、取材したことを記事として公表できなかったことに対して、朝日の記者が謝罪に訪れた、と話す住民たちがいる」これは『あぶない！あなたのそばの携帯基地局』（前出）で告発された朝日新聞社の裏切りの事実。

「『川西市にも頭を丸めて謝罪にみえました。わたしとしては、あれだけ情熱をもって熱心に取材をされたのに、報道できなくなって残念だろうと思いました』」（同）

＊記者は左遷や退職に追い込まれていく

同書は、ゾッとする住民の証言ものせている。

「……わたしは、電磁波問題に関係した記事を、スクラップ・ブックに保管してきました。〇七年を境に、報道が極端に少なくなりました。この問題を取材していた新聞記者が左遷されたり、退職に追い込まれたという話もいくつか聞いています」（電磁波問題・関西連絡会副代表、吉本公蔵氏）

そのナゾも解けました。

〇八年、朝日新聞は、ＫＤＤＩとテレビ朝日と共に連携ビジネス推進の方針を発表。

「本合意にもとづく取り組みの第一弾として、三社はａｕ携帯電話のネットワーク上において、新聞、テレビ放送と連携した新しい情報配信サービスを、来夏、提供開始を目標に共同開発します」（発表声明）

朝日新聞は携帯電話ビジネスの事業主になってしまった！

だから、電磁波被害の報道は絶対タブーとなったのである。

二〇一〇年、日本弁護士連合会は「携帯基地局の電磁波被害」に関するシンポジウムを開催。周辺住民が深刻な健康被害を受けており、法的人権問題として真っ正面からとりあげた。しかし、マスメディアは完全黙殺した。報道したのは『神奈川新聞』『琉球新報』の二社のみ……。

こうして、マスコミはスポンサーという名の巨大企業の〝飼い犬〟と化していく。知らずに購読している庶民大衆もまた、サル並みの知性に堕《お》ちていくのです。

＊9・11自作自演劇を忘れるな！

「教育」と「報道」は、世界規模の巨大な〝見えない力〟に支配されています。

そういうと「ありもしない〝陰謀論〟」と笑うひともいるでしょう。しかし、二〇〇一年のあの9・11事件を思い出してください。米国政府は、それを「同時多発テロ」と呼んでいます。イスラム勢力によるテロ行為だというのです。しかし、その証拠を調べると、なんとアメリカ軍部が仕掛けた自作自演である証拠がゾロゾロ出てきます。「まるで象が歩いた跡のよう」と例えるひともいます。つまり、社会主義圏の自己崩壊で仮想敵を喪失したアメリカの〝軍産複合体〟（ネオコン）が、新たな〝敵〟を作り出すためにでっちあげた、壮大な自演劇なのです。もはやアメリカ国民ですら9・11がイスラムのテロだと信じているひとは、ほとんどいません。七割以上は「隠された裏がある」と思っているのです。

新たな仮想敵がいないと軍事予算がつきません。すると〝軍産複合体〟が利益を失う。そこで、空前絶後の大陰謀を仕掛けた、というわけです。

それを世界メディアは、一行も一字も報道することができない。つまり世界のメディアが、〝かれら〟に完璧に支配されている証拠です。同じ情報操作が電磁波でも行われているのです。

第3章　頭上に送電線！　すぐ引っ越せ

知らないことは悲しい
白血病一五〇倍で
壊滅した街もあります

送電線も危険！

送電線の近くに住むと
子どものガンが増えるとか？

●白血病三・八倍！　カロリンスカ報告ショック

＊頭上に送電線が……引っ越しを考えろ

白血病に四倍近くかかるおそれがあります。

ちいさなお子さんのいるご家庭のかた。

窓から外を見てください。高圧線が頭上を横切っていませんか？　鉄塔は大きいですか？　それなら、引っ越しをかんがえたほうがよいでしょう。可愛いお子さんが白血病などになる恐れが高まるからです。

「高圧線の近くに住むと、子どものガンが三・八倍も増える」

これは世界でもっとも権威あると言われるカロリンスカ研究所（スウェーデン国立）の警告です。同研究所はノーベル賞の生理学医学部門の審査を担当していることでも有名です。

高圧線の近くに住む。それだけで、どうして子どもが白血病やガンなどにかかるのでしょう？

それは頭上の送電線から電磁波が降ってくるからです。目に見えません。ほとんど、感じることもできません。電磁波が人体によくない。これは、耳にしたことはあるでしょう。

＊二五年かけ約四三万人を調べた世界初リポート

カロリンスカ研究所は、世界で初めて、この問題を徹底的に研究したのです。

その期間は一九六〇年から二五年間も調査に費やしました。スウェーデン国内の高圧送電（二二一～四〇万ボルト）から三〇〇メートル以内の土地に住んでいるひとを対象に健康調査を実施した。その数、四三万一五六〇人。その徹底ぶりに舌をまきます。

さて、そこで着目したのが送電線からの距離です。まず、送電線から遠い一ミリガウス以下の地域に住んでいる子どもの白血病の発症率を一とします。

ミリガウスは電磁波の強さをあらわす単位です。

その結果、興味ぶかい事実がわかりました。送電線の近く一ミリガウスをこえた地域に住む子どもの白血病発病は二・一倍になっていました。それは送電線に近づくほど二・七倍……と増えつづけ、いちばん近い場所に住む子どもは三・八倍も白血病にかかっていたのです。

●高圧線の近くに住むほど小児白血病は急増する
（15万4千ボルト小型送電線でも200～300m以内は危険）

図3－1　カロリンスカ報告の小児ガン増加率と電磁波強度

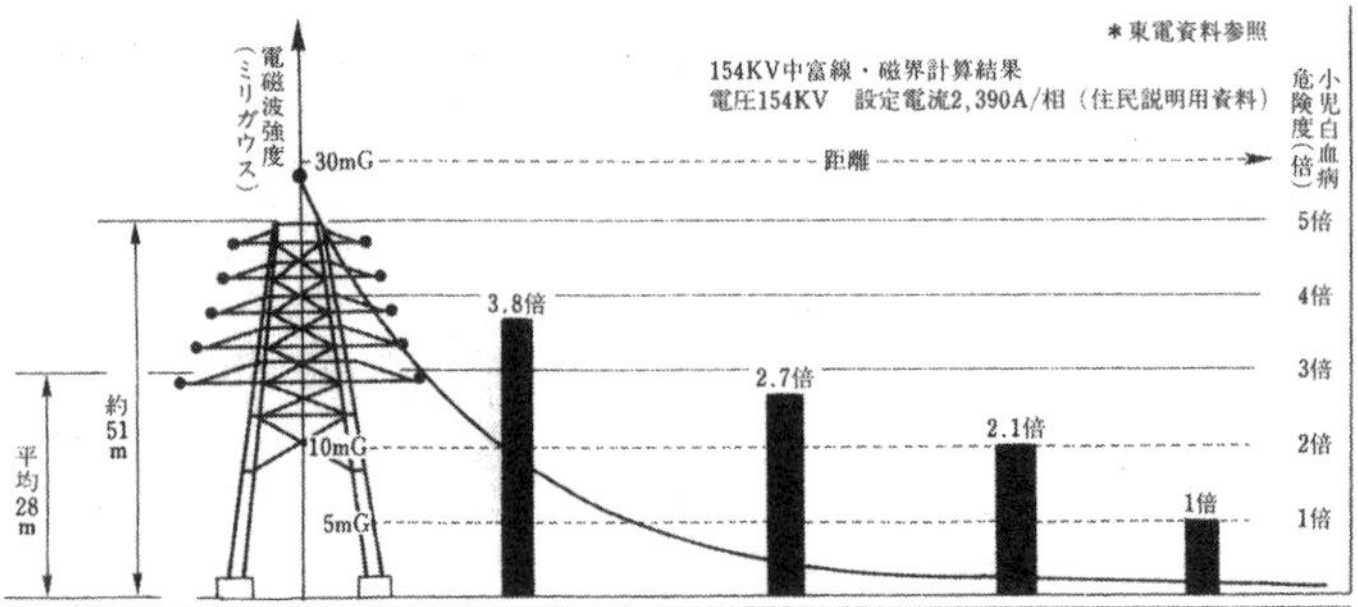

真下からの距離	0m	20m	40m	60m	80m	100m	120m	140m
（電磁波強度：単位mG）	29.6	16.3	6.1	2.8	1.6	1.1	1.0	0.7
被ばく電磁波（mG）			3.0以上	2.5以上　2.0以上	1.0～1.9		0～0.9	
白血病			3.8	3.3　2.7	2.1		1.0	

（1992年：フェイチング博士・アルボム博士）
出典：『あぶない電磁波！』（三一新書）（筆者作図）

＊小型高圧線でも子どもの白血病約四倍！

図3－1は、子どもの白血病増加率と送電線からの距離をあらわしたものです。

これは一五万四〇〇〇ボルト鉄塔です。どちらかといえば小型の高圧鉄塔です。それでも鉄塔近くに住むと子どもは四倍近く、白血病にかかるのです。

送電線の近くに住む子どもほど、白血病になる。その事実が決定的になったのです。この図は電磁波の強さが一・〇～一・九ミリガウス（約一二〇～八〇メートル）だと白血病が二・一倍になり、二・〇～三・〇ミリガウス（約八〇～五〇メートル）で二・七倍、三ミリガウス以上（約五〇メートル以内）では三・八倍も発病することをしめします。ちなみに、もっとも電磁波が強かったのは鉄塔の真下で二九・六ミリガウスというおどろくべき強さです。

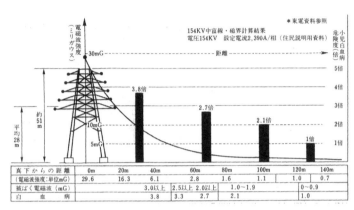

＊大人も二ミリガウス超で白血病が七割増

幼い子どもや小学生など、ちいさい子ほど有害電磁波の影響をうけます。

それは、身体の細胞が活発に増殖しているからです。それだけ、電磁波の影響をうけてしまうのです。では、大人は送電線の近くに住んでもだいじょうぶなのでしょうか？

そうではありません。このカロリンスカ報告もショッキングな警告をしています。

「成人でも急性骨髄炎という白血病が、二ミリガウス以上で七割も増えていた」

これらは「相対危険度」と呼ばれます。わかりやすくいえば白血病の増加率です。電磁波を浴びたために、どれだけ危険度が増すかを、あらわしたものです。

この世界屈指の科学研究機関の報告は決定的です。四三万人を対象に二五年かけた研究は、まったく否定の余地はありません。

ちなみに日本の政府や電流会社は、この「カロリンスカ報告」を現在にいたるまで、完全に黙殺しています。マスメディアもそうです。一行一字、報道しません。

真実の科学的データを国民が知ると〝不都合〟だからです。そうして「電磁波は〝安全〟です」と、必死でウソの〝洗脳〟をおこなってきたのです。

政府もメディアも、真実は永遠に隠しとおす。そのおそろしい現実も、あなたは知るべきです。

ノルデック報告

電磁波が子どものガンを増やす決定的なデータはありますか？

●四ミリガウス超で小児ガン五・六倍に増えます

＊スウェーデン、フィンランド、デンマークの北欧研究

スウェーデンのカロリンスカ報告を、さらに超える決定的研究です。それがノルデック報告です（表3－2）。

九三年、フィンランドとデンマークの北欧二か国が、あいついで電磁波による人体被害の研究報告を発表しました。この二か国の疫学調査データに、先のカロリンスカ報告を一緒にして科学的に分析し、三国共同の研究報告としてまとめられたものです。

二五年間、四三万人を対象にしたカロリンスカ論文は、さらに北欧二か国の研究論文で補強されたのです。この研究はまさに電磁波の有害性に関する世界最強の研究といってよい。論文は、世界でもっとも権威あるといわれる医学雑誌『ランセット』（九五年一一月号）に発表され、世界的な大反響をまきおこしました。

●決定的証拠、北欧３カ国合同の「ノルデック報告」

表３-２　送電線の磁場強度と小児ガンの増加率

ガンの種類	磁場強度	増加率（倍）
①白血病	1mG 以上	1.0
	2.5mG 以上	1.5
	4mG 以上	6.0
②中枢神経腫瘍	1mG 以上	1.0
	2.5mG 以上	1.0
	4mG 以上	6.0
③悪性リンパ腫	1mG 以上	5.0
	2.5mG 以上	5.0
	4mG 以上	5.0
（三腫瘍合計）	1mG 以上	1.4
	2.5mG 以上	1.5
	4mG 以上	5.6

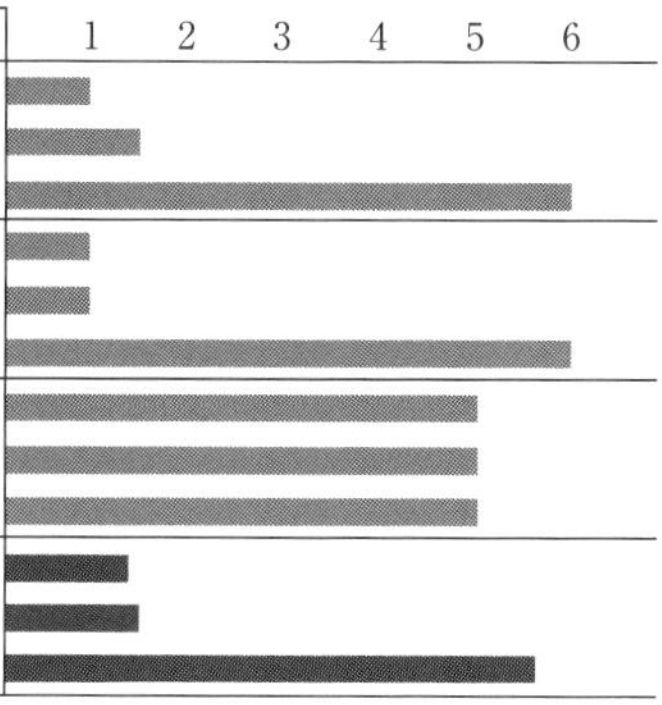

オルセン博士ら（1993 年）
出典：『あぶない電磁波！』（三一新書）

この研究を否定する反論は、いっさいありません。クロをシロといいくるめてきた電力利権がわも、この決定的リポートに、一言の反論もできない。

この報告で「電磁波の有害性に懐疑的だった英国政府も、立場を変更することにしたほど決定的」と荻野博士（前出）も、その信頼性の高さを指摘します。

あなたが電力会社などと被害交渉をする上で、相手が「電磁波の有害性は証明されていない」などと口走ったら、この表3-2をつきつけなさい。

＊白血病・脳しゅよう六倍、悪性リンパ腫五倍、全ガン五・六倍

①小児白血病：一ミリガウス以上の発病率を一・〇とすると、二・五ミリガウス以上で一・五倍、四ミリガウス以上で六・〇倍に急増しています。これは、高圧線近くに住むほど白血病が増える……というカ

ロリンスカ報告を裏づけるものです。

②中枢神経腫瘍：はやくいえば脳しゅようのことです。やはり四ミリガウスを超えると六・〇倍と激増しています。

③悪性リンパ腫：ガンのなかでも悪性で、治りが悪いといわれています。この特殊なガンは、電磁波強度に関係なく発ガンしています。一、二・五、四ミリガウスと三段階被ばくいずれでも、五・〇倍という発ガン危険率をしめしています。つまり、強度の弱い電磁波でも、悪性リンパ腫を発症させるのです。

④三種の小児ガン合計：一ミリガウス以下にくらべて一ミリガウス以上で、すでに一・四倍、子どもは発ガンし、二・五ミリガウス以上で一・五倍……さらに四ミリガウス以上で五・六倍も小児ガンが増えることを立証しています。

高圧線の撤去などを電力会社に交渉するときは、カロリンスカ報告とこのノルデック報告のコピーを相手がわに、突きつけることです。

この科学的証明をくつがえすことは、さかだちしても無理です。

ベッカー博士

電磁波が身体によくないことをはっきり警告している学者はいますか？

●あらゆる人工電磁波は有害と警告

＊発ガン、胎児異常、神経ホルモン変化、自殺・異常行動……

「すべての人工的な異常電磁波は、周波数に関係なく有害である」

これはロバート・ベッカー博士（ニューヨーク州立大学医学部）の警告です。

「……それは、①成長細胞に悪影響、②発ガン作用、③ガン細胞の成長促進、④胎児の異常発育、⑤神経ホルモンが変化、⑥自殺・異常行動をひきおこす、⑦生理リズムを阻害、⑧ストレス反応を起こす、⑨免疫機能の低下、⑩学習能力の低下……である」（『クロス・カレント――電磁波・複合被曝の恐怖』前出）

博士は、電磁生体学の世界的権威です。代表的著書『ボディ・エレクトリックス』等の研究で、ノーベル医学生理学賞にも二回ノミネートされています。

周波数に関係なく有害――とは、高圧線・家電製品などからの超低周波も放送局からの電波や携帯電話に使われるマイクロ波（極超短波）も、すべて危険と断言しているのです。

①成長細胞に悪影響、④胎児異常発育とは「催奇形性」がある、ということです。①②は「発ガン性」と「増殖促進性」がある。⑤セロトニンなど神経ホルモン分泌が減少し、⑥自殺・攻撃など「異常行動」をひきおこすのです。電磁波は脳も狂わせます。⑦生理リズムが狂うのは脳中枢にある松果体が異常をおこすからです。⑧ストレス反応は電磁波刺激が「交感神経」を緊張させるため。頭痛・目まいなどの症状から始まります。⑨免疫機能の低下は松果体からの神経ホルモン、メラトニン分泌が阻害されるからです。このホルモンは免疫力の源泉です。それが激減するので、免疫力が低下しガンなどさまざまな病気にかかりやすくなるのです。⑩学習能力の低下は、胎児、幼児などでは電磁波被ばくにより脳損傷で「発達障害」をひきおこすからです。成人でも神経ホルモン低下や「交感神経」緊張で、集中力や記憶力が阻害されます。電磁波被ばくの症状に「記憶喪失」が上げられています。それは、脳のダメージのひとつです。

＊家電品〝安全基準〟一ミリガウス、住宅地は〇・一ミリガウス

博士は、電磁波の〝安全基準〟も提案しています。

「家電製品の安全ガイドラインは一ミリガウスとすべきである」

その測定方法もじつにわかりやすい。「ブラウン管型一四インチテレビ画面から一メートル離れた地点で一ミリガウスに相当する」（同博士）。

じっさいに電磁波測定器で測ってみる。すると、ピタリ針は一ミリガウスをさします。博士は一ミリガウス以下なら「安全」とは言っていません。

「これは『利便』と『危険』のおりあいをつけた数値である。ただし、三ミリガウス、四ミリガウスとなるとあきらかに小児ガン増加がみられる」

この博士の提案を多くの研究者が支持しています。だから、カロリンスカ報告やノルデック報告でも一ミリガウスを基準値に安全性の評価がおこなわれているのです。

家電製品は一ミリガウスなら、居住地域はどうでしょう？

たとえば送電線からの電磁波……。自宅にいるかぎり二四時間、被ばくしつづけることになります。国際電話でのインタビューに博士は、明快にこう答えました。

「居住地域の〝安全基準〟は〇・一ミリガウスが正当でしょう」「ただし、〇・一ミリガウスが絶対安全というのではない」と、博士は念を押します。

これも、妥協したガイドラインなのです。

＊害は「強さ」×「時間」。「離れろ！」「手短に！」

電磁波被ばくの害は、電磁波の「強さ」×「時間」で決まります。だから、二四時間、避けることのできない居住地域の電磁波は、家電製品より一〇分の一は低くみる必要があるのです。

電磁波の「強さ」は発生源からの距離の二乗に反比例する。だから、電磁波対策の第一は、できるだけ「離れろ」「離せ」。第二はできるだけ「手短に」がポイントです。

＊「屋内で一〇ミリガウス超ならすぐに引っ越せ」

ベッカー博士は、家の近くに送電線があるばあいの対応もアドバイスします。

「家の中で一〇ミリガウスを超えたら危険すぎます。あなたのとる対策は一つ。すぐに引っ越しなさい」

この警告は、頭にたたき込んでください。お宅に赤ちゃんや子どもがいたら、問答無用です。即座に送電線から遠くの土地に引っ越しを決意すべきです。

「なるほど、電力会社と交渉したり、送電線撤去を求めて裁判するなどの方法もあります。しかし、それでは時間がかかりすぎます」

博士の指示は具体的です。三、四ミリガウスで子どもにガンが発生する。

四ミリガウス超で小児ガンが五・六倍増える（ノルデック報告）。

一〇ミリガウスを博士が「危険すぎる」というのは当然です。

ちなみに米国ＥＰＡ（環境保護庁）は「電磁波はＤＤＴ、ダイオキシンなみの発ガン性」と結論づけています。

ためらっているあいだにも、お子さんの白血病やガンのリスクは高まるのです。

白血病一五〇倍!!

大阪の門真市は高圧線の〝鉄塔の街〟
住民はだいじょうぶ?

●白血病が一五〇倍も多発

＊一〇〇ミリガウスを振り切った門真市駅前

大阪府、門真《かどま》市を取材で訪れたときの衝撃は、今も忘れません。

門真駅を出て「ガウスメーター」をオンに。すると針は瞬間、一〇〇ミリガウスを振り切った! 仰天しました。駅前のダイエー店内ですら二〇ミリガウスを超えていたのです。ここでは、居住地域の〝安全基準〟〇・一ミリガウスどころか、家電製品の一ミリガウスですら、通用しません。街全体の電磁波が殺人レベルなのです。

門真市は関西方面への電力供給基地としての役割を強要されています。案内役の大西勇さんは門真市末広町の自治会長。彼は奇妙な〝現象〟に気づいた。町内で亡くなったひとの葬儀を訪ねる。すると、「ガンでんねん」。判で押したように同じ答えが遺族から返ってくる。こうして一三年間で八二人もガンで亡くなっていた。調べると全死亡者のうちガンによる死者が五割と異常に多い。中でも眼を引くのが白血病。死者八二人中一八人が白血病で死亡していた。白血病死者は、日本人全体では一％未満。なのに〝鉄塔の街〟では一一％にたっした。

「やっぱりオカシイで……」

大西さんはガン死者八二人の家の位置を、町内の拡大地図に一軒ずつマークしていった。すると、町内を縦断する何本もの高圧線の周囲でガンが多発していた！

＊蛍光管がボワーッと光った

大西さんを案内役に、町内の電磁波を測る。

周囲に何もない歩道でも五〇ミリガウスにおどろく。

「真下に七万ボルト送電線が通っているんですわ」と彼は首を振る。この街の住民は上空からも地下から、電磁波攻撃にさらされている！

文字どおり仰天したのは「門真学園保育所」の門前（写真3-3）。ビッシリ隙間なく立ち並ぶ鉄塔の真下に「保育所」が……！　驚愕《きょうがく》して見上げる。六・五メートル真上を一五万七〇〇〇ボルト高圧線が走る。

「四〇ワット蛍光管、もって立ったら灯がつきまっせ」と大西さん。夜、その実験を見せてもらった。本当にボワーッと光ったのにはおどろいた。

●電磁波シャワーを浴びる“悲劇の保育園”

写真3－3

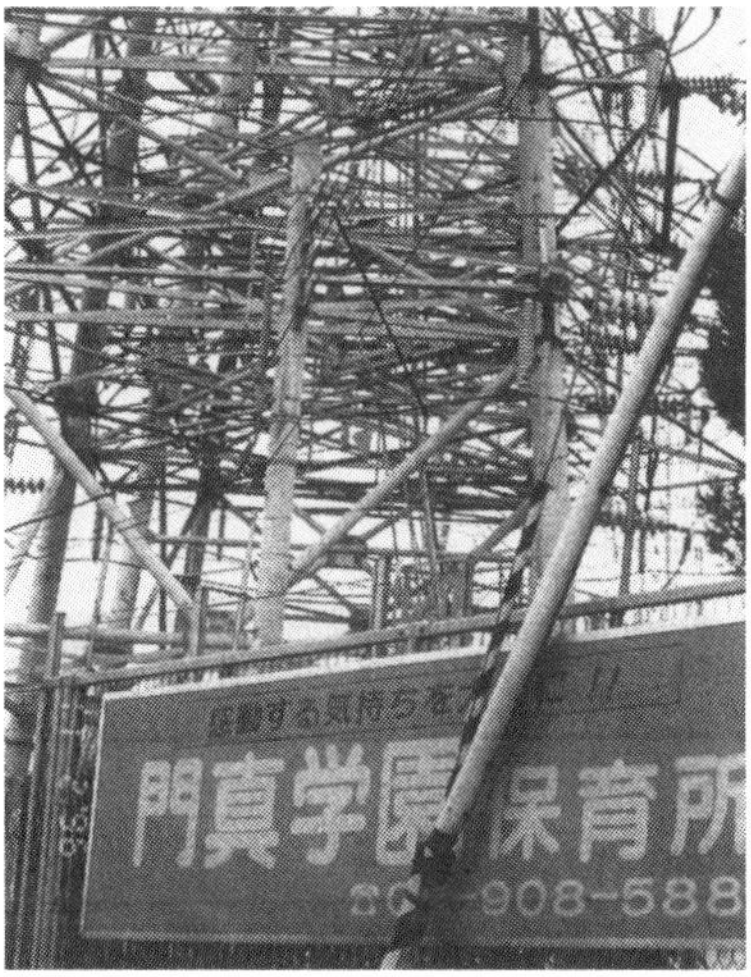

出典：『続あぶない電磁波！』（三一新書）

＊一五〇メートル以内に一八人白血病死、平均の一五〇倍

大西さんは、独自の綿密な調査で、わずか直径一五〇メートル以内で、一八人も白血病死が多発していることを、つき止めた。さらに、この小さな円の中で、ガンで入院している患者が一七人もいた！　さらなる詳細な調査と解析で、この地域の白血病発生率は、大阪市平均と比較すると一五〇倍という驚愕の値になった。

〝犠牲者たち〟は、すべて一五万七〇〇〇ボルト高圧線と地下高圧ケーブル周辺に集中していた。

「夫婦とも白血病で亡くなった家族もあります……」

大西さんは悲しげにつぶやく。正義感に駆られた彼の孤軍奮闘の調査結果にもかかわらず、大阪府も政府も、さらにはマスメディアですら、この驚愕の〝悲劇〟を黙殺しつづけている……。

克明な調査を続ける彼には、地元でも風当たりが強くなってきた。ヤクザが「オラ、殺したろか！」と怒鳴りこんできたこともある。

「負けへん！」。彼の言葉が、今も心に残ります……。

＊ＷＨＯも発ガン性を認めた

ちなみにＷＨＯ（世界保健機関）も〇一年六月二七日、電磁波は「人体への発ガン可能性がある」と認めています（ＩＡＲＣ：国際ガン研究機関評価）。随分、遅ればせながらの評価です。しかし、一万件を超える有害データを無視できなくなったからでしょう。乳幼児になるほど電磁波で小児白血病になるリスクは高まります。一・五ミリガウス以上という比較的弱い電磁波を浴びた場合でも、一五歳未満では発症率一・六倍にたいして六歳未満は五・七倍です（九九年、カナダの疫学調査）。

アメリカでは「小児白血病の五～一五％が電磁波で発症している」という研究もあります。その数値を日本に当てはめると最大で九〇人の子どもが電磁波で白血病になっている計算になるのです。

これだけ危ない

送電線の近くに住むと、からだや心がどんなふうに、おかしくなるのかしら？

●ガンだけではありません

＊発生源に近づくほど電磁波は強烈になる

高圧線の近くに住むと、子どもも大人も白血病やガンにかかりやすくなる。

それは、これまでの研究データでおわかりでしょう。ただし、電磁波のおそろしさは、それだけではありません。アレルギーや発疹、どうき、めまい、頭痛……さらにはてんかん発作まで、さまざまな不調、症状がおそってきます。

症状は、とうぜん高圧線に近づくほど強く、激しくなります。はなれると電磁波は弱まります。電磁波は、ほぼ発生源からの「距離」の二乗に「反比例」して弱くなるといわれます。算数に弱いと、なんのことやらわかりません。つまり、こういうことです。高圧線から一〇メートルと一〇〇メートルの位置を比較してみましょう。一〇〇メートルだと距離は一〇倍です。だから（一〇分の一）×（一〇分の一）で電磁波は一〇〇分の一強度にガクンと弱まるのです。

● 40万ボルト高圧線周辺の電磁波被害
図3－4

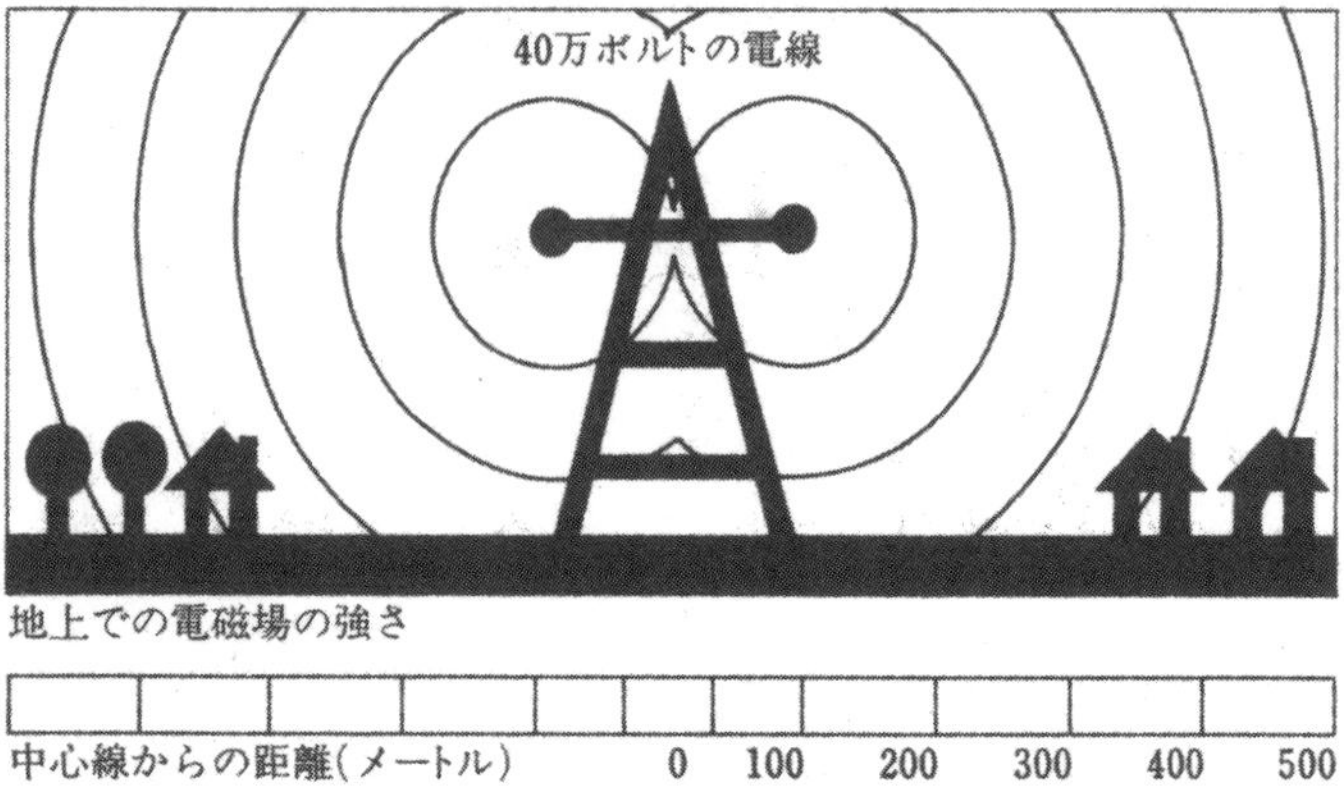

出典：『The Earth Report』（東京書院）

だから電磁波対策のポイントは、発生源からできるだけはなれる。これに、つきます。

＊頭痛、てんかん、疲労、動悸、記憶喪失、アレルギー

図3-4は、高圧線（四〇万ボルト）に近くに住むと、どれだけ、からだがぐあい悪くなるかをしめしたものです（出典：『The Earth Report』東京書院）。

■**三〇メートル以内：**▼てんかん発作▼筋力の衰弱▼白血球数の増加▼疲労感▼動悸▼集中力の欠如▼頭痛。

■**六〇メートル：**▼心臓発作が頻発《ひんぱつ》する。▼てんかん発作▼発ガン▼激しい動悸に襲《おそ》われる▼記憶が飛ぶ（記憶喪失）▼網膜が乾燥する（ドライアイ）▼眼に灼熱感を感じる▼頭が痛くなる

■**一〇五メートル：**▼肌にブツブツができる（発疹）

▼心臓がドキドキ（動悸）▼目まいがする▼頭が痛い▼関節が痛くなる▼眼がほてる（灼熱感）▼甲状腺疾患を発症

■一五〇メートル：▼子どもの白血病が増える▼成人のガン（しゅよう）が増加

■二四五メートル：▼まれに眼のガンが発症▼アレルギー患者が発作を起こす▼てんかん発作

■三〇五メートル：▼アレルギー患者が反応する

＊生命の神経電気信号がノイズで乱される

四〇万ボルト級の高圧線になると三〇〇メートル以上はなれても、異常が出るのです。

そして、高圧線に近づくほど症状がひどく、深刻になっているのがわかります。てんかん発作や頭痛は、脳神経を電磁波が直撃することで発症するのです。また、筋力衰弱や疲労感、動悸、記憶喪失も神経系・ホルモン系が電磁波被ばくでおかされることで発症します。白血球の増加は、白血病や発ガンの兆候です。網膜の乾燥や灼熱感は、眼球はきわめて電磁波に過敏だからです。アレルギー患者の増加も、電磁波が免疫バランスをそこなうことで発症します。

人間の思考や感情も、神経細胞が電気信号をつたえることで成立します。また、生命活動も自律神経系（交感神経、副交感神経）の相互作用でいとなまれています。わたしたちの生命は全身をめぐる電気信号のネットワークでなりたっているのです。

ところが、電磁波の人工波動エネルギーは、からだに侵入して、これら神経電気信号を乱します。ラジオに雑音（ノイズ）が入るのとおなじです。

スウェーデン政府はカロリンスカ報告を評価、二〇～四〇万ボルト高圧線建設には、政府許可が必要です。とうぜん、住宅密集地での建設は厳禁。さらに、既存の高圧線でも、一〇メートル以内での住宅建設も厳禁です。

高圧送電線の真下に住宅が密集している戦慄の光景は、世界で日本だけです。

＊神経ホルモン障害でも発ガンする

電磁波による遺伝子障害だけが発ガンの原因となるわけではありません。

電磁波を被ばくすると神経ホルモン分泌が乱されます。セロトニン、メラトニンなどの減少が典型です。とくにメラトニンは免疫力を支える大切なホルモンです。ところが、乳ガン女性の尿中メラトニン濃度を測定すると、健康な女性のが八分の一しかありません。明らかにメラトニン減少が発ガン原因の一つなのです。つまり、電磁波→メラトニン減少→発ガンというメカニズムが、成り立つのです。

「自殺」四割増

送電線の近くに住んでる人ほど
自殺が多いと聞いたんですが……

●電磁波被ばくは自殺も増やす

＊送電線付近の自殺率は四〇％も高い

アメリカでは若者の自殺が深刻な社会問題です。

たとえば一九五〇年から七七年まで、わずか一八年間でハイティーン（一五〜一九歳）の自殺が、少年四倍、少女二倍も激増しています。異常な増えかたというべきでしょう。

若者を自殺衝動においこむ原因は、いろいろ考えられます。安易に処方される向精神薬なども「自殺衝動」などが警告されています。

その「自殺衝動」の隠れたひきがねの一つが電磁波被ばくなのです。

「送電線の近くに住んでいるひとほど、精神障害と自殺リスクが高くなる」

ベッカー博士の警告です。あなたは、耳をうたがうはず。それも疫学的な綿密な統計調査からはじきだされた数値なのです。

「送電線からの電磁波強度と、自殺率には、科学的な関連性が証明されている。疫学調査で送電線付近に住む住民の自殺率は約四〇%も高かった」(七九年、英、ステファン・ベリー、米、ロバート・ベッカー)

*電磁波を浴びるとセロトニン減で抑うつ症に

高圧線の近くに住むと自殺が増える。

まるで都市伝説かホラー映画のよう。しかし、そこには根拠があります。

数多くの実験で、電磁波を照射されると実験動物の脳内セロトニン分泌が減少することが証明されています。セロトニンは神経ホルモンの一種で、別名「理性のホルモン」。怒りや衝動、攻撃を抑制する作用があります。脳の中枢にある松果体は、別名〝磁気器官〟で磁気変化を敏感に感知するセンサーなのです。松果体は豆粒ほどの器官ですが、近年、生命維持に重要な役目を果たしていることが確認されています。それは、いまや「生命の座」と呼ばれているのです。

地球は二四時間で自転しています。昼間は太陽からの光や電磁波を人体は浴びます。夜間は太陽は地球の反対側です。光や電磁波量は激減します。その昼夜の変化を、松果体は電磁波量の変化で感知し、さまざまな神経ホルモンを調整し、生理リズムをきざんでいるのです。なかでもセロトニンは電磁波照射で、分泌が大きく左右される神経ホルモンです。

さらにセロトニン欠損は、抑うつ状態をひきおこすことも知られています。

「抑うつ病の患者は、セロトニンが正常な患者よりも、あきらかに自殺率が高い」（八六年、スウェーデン、M・アスバーグ）

＊ドーパミン、メラトニン減で抑うつ悪化

さらに、電磁波照射で松果体からのドーパミン、メラトニンなどの神経ホルモン分泌もいちじるしく低下します。ドーパミンは至福感や高揚感をあたえてくれます。いわば「感動のホルモン」。メラトニンは老化防止、免疫向上のはたらきがあります。これは「若さのホルモン」です。電磁波でこれらホルモン分泌が低下すれば、抑うつ症状はさらに悪化します。それが、最終的に自殺という最悪の結果をまねくのです。

職場で慢性的に電磁波を浴びると自殺も増えます。五つの電力会社の職員を一九五〇〜八六年まで追跡調査したところ、電磁波を定期的に浴びる職場では、自殺発生率が一・七倍、五〇歳以下の若年層では三・六倍と、驚くほど高い自殺率を示しています。

死なせてくれ！

自殺と電磁波の関連を、くわしく教えてください

●「自殺四〇％増」を立証したペリー論文

＊送電線と自殺の奇妙な関係に気づく

送電線のそばに住むひとほど、自殺が多い。

この奇妙な因果関係に、世界で最初に気づいた学者がいます。

英国の内科医ステアン・ペリー博士。彼は当時、英国公衆衛生院の勤務医で、田園地帯ウェスト・ミッドランドでホーム・ドクターを務めていた。その担当する患者三人が自殺し、二人が自殺未遂をはかるという事態に直面した。そのとき、不思議なことに気づいた。

この五人とも、新築の送電線の鉄塔付近で暮らしていたのです。

送電線↕自殺……。この奇妙な関係に関心を抱いたペリー博士は、他の自殺者の調査にのり出しました。住所と、彼らが高圧線ケーブルから、どれだけはなれた場所で生活していたのか？　詳細なデータを収集した博士は、その結果にがく然とします。

「自殺者の多くが、電力線の近くで暮らしていた！」（ペリー博士）
そして、克明な調査で「送電線に近くに住む患者ほど、より強い精神障害と自殺傾向をしめしていた」（同博士）。
オックスフォード大学の研究員でもあった博士は、その調査結果を英国医学界の権威ある学者たちに話した。しかし、返って来たのは失笑と嘲笑だった。

＊ベッカー博士と共同で関連を実証

しかし、納得いかない彼は、電磁波研究では世界的権威のベッカー博士（前出）にアドバイスを求める手紙を書いた。博士は全面協力を確約。ペリー博士と徹底的な調査にのりだした。
▼調査対象：自殺者三〇〇人、**▼居住地域**：自殺者が住んでいた地域の電磁場。
その結果、自殺者が住んでいた地域は、他の地域より磁力が強いことが判明した。
「……送電線の一帯と、その地域での自殺者との間に、重大な関係があることを示している」（ベッカー博士『クロス・カレント――電磁波・複合被曝の恐怖』前出）
両博士の研究チームは一九七六年、「送電線と自殺者」との因果関係を証明する世界初の科学論文を発表し学界に衝撃を与えた。

＊送電線の電磁波で自殺が四〇％も増える

ついで、二番目の研究はペリー博士が独自で実施した。

送電線から自殺者の自宅までの距離、電磁波強度も実際に測定した。さらに、克明な疫学調査を実施。その結果は、やはり「自殺者と電磁波被ばく」との因果関係を裏づけるものだった。この決定的ペリー論文は、七九年に発表。それは一番目の研究より、さらに詳細をきわめた。

「……自殺が起こった五九八か所すべて、家庭の中まで電磁波の強度を克明に測定した。つぎに『対照群』（コントロール群）として、自殺が起きていない家庭六〇〇か所についても同様の測定をおこなった。これに疫学データを綿密に照合した結果、『自殺群』の磁場強度は『対照群』のそれにくらべて有意に高く、『高磁場環境』では、自殺発生率が四〇％も高かった」

＊セロトニン減少でうつ病から自殺へ

電磁波問題の研究者マイケル・シャリスはこうのべています。

「自殺ないし自殺未遂は、人間がいかに過剰なストレスがかかったかの証しとなる。抑うつ性の精神病をともなったときは、なおさらだ」（『脱・電脳生活――情報化社会に忍びよる「電気の暗い力」』田中靖夫訳、工作舎）

ところが電磁波被ばくは、生体には強いストレスとなる。それは、不安、イラだち、疲労、倦怠感などでおそいかかる。さらに、セロトニン減少などで抑うつ症状をもたらすことも、数多くの実験で証明されている。

さまざまな悩みを抱えたひとが、たまたま送電線の近くに住んでいると、電力ケーブルからの電磁波被ばくが、〝最後の一押し〟となる……。

「ドラマの天秤《てんびん》を悲劇的な方向に、フッと傾くよう作用する……」（シャリス）

＊「住宅地の高圧線建設禁止」ニューヨーク州決定

「電磁波と自殺」の関連を解明したペリー論文によれば、「自殺をおこす磁場には『域値《いきち》』がある」という。「磁場強度の値が『ある数値』をこえないかぎり『自殺は起こりえない』」。その『域値』をこえた家庭では、自殺のおこる確率が高くなる」（ペリー博士）。

この一連の研究報告に社会は震撼《しんかん》した。ベッカー、ペリー両博士の研究報告を受けて、ニューヨーク州は、七八年、「住宅地近くの高圧線建設禁止」を報告した。

これら研究は海を越えて英国スコットランドに波及した。

八二年、高圧線を建設しようとしたスコットランド電力局に、地元の住民たちから反対運動がわき起こった。

「高圧線の電磁波を長く浴びると、肉体的にも精神的にも害がある」と工事差止めを求めて立ち上がった。いっぽう、日本では高圧線の真下に住宅が密集している。

まさに、知らぬが仏……。無知の悲しさ、恐ろしさです。

つらい、変だ……

送電線などで電磁波を浴びているひとはどんな症状になるのでしょう？

●クラクラ、めまいがする

＊鉄塔が林立して周囲は病人だらけ

わたしのもとによせられた苦情、被害の訴えを紹介します。

▼「家の近くに送電線の鉄塔があります。ここに住んで一二、三年。最近、メニエル症のようにクラクラして、体調が悪い。友人もそうです。ほんとに、わたしはボケが始まったのではないか、思うほどヒドイのです」「ここは、鉄塔がいくつも立ち並ぶ地域です。昨年末からボーッとするボケとめまいなどの症状で、大変困っています」

札幌市のT・Eさん（四九歳）からの便りです。

「高圧線の鉄塔は三〇〇メートルの距離にあり、とっても大きいんです。ジリジリ……って、音が聞こえます。車を運転して送電線の下を通ったらクラッときた。二、三年前からはアトピーも出て……」とつらそうな文面でした。

「近所に住む友人（四九歳）も、まったく同じ症状で苦しむ。鉄塔のそばに住む知り合いは心臓が悪く、いつもニトロを持ち歩いている。メニエル病にもなっています。送電線から一〇〇メートル以内に住む若い女性は、〝脳にシワのない〟障害児を出産しました」

鉄塔林立の住宅地は、まさに悲劇の街と化しているのです。

住宅地に、鉄塔建設は禁止――。これが、いまや世界の常識です。

しかし、日本政府も電力会社も、知らぬ顔です。まさに、国民は、〝かれら〟にとって動物以下なのです。

その他、電磁波被害を訴える手紙に胸が痛みます。

＊奥さんは動物の顔になり旦那は日本刀を振り回す

▼「高圧線の真下の家を買ったが、ぐあいが悪い。隣の奥さんは動物のような顔になり、旦那は日本刀を振り回すほどに、狂ってきている。やはり、電磁波のせいだろうか」（八王子市、M・Oさん）

▼「テレビなど電気製品のスィッチを入れると脳がグニャーとした感じになるのです」（東京都、Y・Hさん）

▼「目の前でゴミを燃やされ、ダイオキシンが出たのか窒息して、急に意識を失った。狭い家の中はゴロゴロACアダプターだらけ。急に眼と耳がおかしくなって六年になる。この二年間

は寝たり、起きたりでツライ」（K・Rさん　七二歳）

▼「主人（五四歳）が、脊髄小脳変成症で、言語・歩行障害に苦しむ。富士山麓は気候がよいと転居してきたら、庭先に高圧線の鉄塔が建っていた。引っ越しの翌日から記憶障害が起こった」（富士宮市、E・Aさん）

▼「五〇万ボルト高圧線などの鉄塔が林立。また中電がさらなる建設計画を発表した。子どもたちの未来のために反対したい」（島根県、N・Sさん）

＊泣き寝入りせず裁判に訴えなさい

わたしは、これらの嘆きを読むと怒りで身がふるえます。政府も、電力会社も、いっさい本当のことを教えてくれません。虫ケラの命は守ってくれません。まず、室内の電磁波を測る。これが、家族を守る第一歩です。一〇ミリガウス超の値だったら、即、引っ越すことです。つぎに転居費用、医療費、慰謝料等を電力会社に「内容証明」郵便で請求します。拒否されたら裁判に訴えます。根拠は民法七〇九条にもとづく損害賠償請求です。記者会見を開きなさい。ベッカー博士の著作、本書などを証拠として提出してください。家族を、命を守るとは、そういうことなのです。

つまり、電磁波は生命力を根本から狂わせる。

それは、現代社会の最後にして最悪の〝公害〟なのです。

ものおぼえ

電磁波で「学習能力」が低下するのは証明されているのですか？

●ネズミ実験で証明されました

＊母体胎仔《たいじ》は脳損傷を受けた？

ベッカー博士があげる電磁波の有害作用一〇項目に「学習能力低下」があります。

具体的な実験報告をみてみましょう。その悪影響は、母体内にいたときから始まるのです。

妊娠したラットを用いた実験です。

「ラットの母体内胎仔の発育期間中と、生後二、三日のみ、六〇ヘルツ電磁波を照射してみた。生後、九〇日まで、ふつうに飼育した。照射群（A）に、さまざまな学習訓練を試みた。同じように電磁波を照射しない対照グループ（B）も育てて、比較してみた。その結果、照射グループ（A）は学習能力が遅く、ミス動作も多いことが判明した」（八七年、米、K・サルジンガー博士）

これは母体内のネズミ胎仔が、外部からの電磁波照射により脳発達を阻害されたからです。

害作用一〇項には「成長細胞へ悪影響」があります。脳など神経細胞が形成される時期に電磁波を被ばくすることは、一種の「脳損傷」をひきおこしたと思えます。

そのため神経機能が衰え、実験動物の学習能力が低下したのです。

＊電磁波被ばくにより知的障害になる

同様の研究報告はほかにもあります。
「電磁波被ばくにより、知的障害になる症例がいくつも確認された」（カールパウ博士）
「実験動物に学習能力の阻害が起きた。強い磁場の脳への危険性を示唆している」（野村正彦博士）
これまでに述べた電磁波の人体被害に「記憶喪失」「集中力の欠如」さらに「神経衰弱」「精神疲労」などがあったことを、思い出してください。さらに「記憶力減退」「記憶の部分消失」「知的レベルの衰え」……。これらは、あきらかに学習能力低下を意味します。電磁波は発ガン性や催奇形性などの悪影響だけでなく、人間の精神レベルまで〝破壊〟するのです。

うつ、ノイローゼ

電磁波ストレスで、どうして
うつ、ノイローゼ、不安になるの？

●〝磁気器官〟松果体が乱される

＊神経ホルモンが乱され、感情も乱れる

脳中枢にある豆粒ほどの器官、松果体が注目されています。

太陽などからの電磁波や地磁気の変化に、過敏に反応します。

そうしてメラトニンなど数多くの神経ホルモンを分泌しているのです。

それが昼夜、覚醒、睡眠、交感神経……などの生命リズム（バイオリズム）をきざんでいます。感情コントロールも松果体がつかさどっているのです。

神経ホルモンと感情には、密接な関係があります。セロトニン減少は抑うつを引きおこし、アドレナリンは攻撃性をもたらします。ドーパミンはノイローゼと関連しているのです。

太陽や地球など天体の運行からもたらされる自然な電磁波なら、生命は健康なリズムをきざむことができます。しかし、高圧線や電気製品などから発生する異常な人工電磁波は、雑音

（ノイズ）として松果体に感知されます。
異常電磁波は、松果体に感受され、混乱させます。

つまり、各種、神経ホルモン分泌が乱される。すると、感情や精神面でのさまざまな異常があらわれてくるのです。

抑うつ、不安、疲労、イライラ、くよくよ、攻撃……なども、生理的なとうぜんの結果なのです。

＊電磁波ストレスは病院に行かず、温泉など転地療法を

これら症状は、電磁波に過敏なひとほど、あらわれやすい。

そういうひとたちは電磁波過敏症と呼ばれています。

しかし、野生動物は人工電磁波には過敏です。

また、地震の直前に動物が異常行動を起こす。これも、よく知られています。

それは岩盤の鉱石が圧力で破壊されるとき、異常電流が流れ、それが地表に異常電磁波としてあらわれるので、野生動物たちは異常を感知して逃げるのです。

だから、電磁波に過敏なひとほど、野生動物に近く正常といえます。

よく似た症状に化学物質過敏症があります。やはり微量の化学物質に反応して症状が出ます。

過敏なひとは、両方がダブルで発症することもあります。

家族に抑うつ、不安、イライラなどの症状があらわれたら、これら過敏症を疑うべきです。以下はわたしのアドバイス。

「最近、中高年のうつ病、自殺が急増しているが、身のまわりに電磁波発生源がないかどうか、家族は注意してやってほしい。もし、高圧線が間近にあれば、精神病院への通院より、まず引っ越すこと。無理なら、ひなびた温泉地などでゆったり心身を休めるなど転地療法をすすめる。電磁波ストレスから解放されれば、しだいに気力も回復してくるはずだ」（『続あぶない電磁波！』拙著、三一新書）

まちがっても精神科を訪ねてはならない。

そこで処方される向精神薬は、まさに悪魔のクスリ。もっとも処方される「抗うつ剤」パキシルには「自殺を一〇倍に増やす」という驚愕の副作用があるからです（英、ヒーリー博士）。

ひきこもりの自閉症と診断された子どもと電磁波、関係ありますか？

自閉症

●電磁波による小脳損傷が原因？

＊成長期に脳が障害を受けて発症

子どもの自閉症患者が〝発見〟されたのは一九四三年です。

その症状はつぎのようなもの。①社会的無関心、②周囲への異常反応、③異様なコミュニケーション障害など。

「早期幼児期に発生する精神発達障害。対人関係における孤立。言語発達の異常。特定の状態や物への固着などを示す」（『広辞苑』）

これらは、それまで変わった性格とかんがえられてきました。しかし、最近は「脳機能障害によると考えられる」（同）という。

つまり「成長期の脳の損傷が原因で起こる」というのです。

「……知的能力の発達に障害がみられる人が多いが、その障害の有無とは無関係に一部で知的能力がずば抜けて優れている人もいる。精神発達遅滞とは異なる」（『百科辞典マイペディア』）

＊電磁波被ばくで小脳が損傷される

ほとんどの文献が「脳の損傷、機能障害が原因」と記《しる》しています。

その中で注目されているのが、小脳の損傷、未発達です。

「一八人の自閉症患者中、一四人（七八％）の脳に特異な病理学的な変化を発見した。小脳のある特別な部位が、正常な子どもにくらべて、とりわけ小さく未発達なのだ。この小脳にみられる特異変化は自閉症と直接な関連があると思われる」（八〇年、チリ、Ｅ・カーチェイスン博士）

この小脳など神経組織の未発達は、電磁波被ばくによる脳損傷でひきおこされることも証明されています

「実験動物の新生仔の脳に電磁波を照射してみた。すると二～四か月後に、脳、網膜、視神経、小脳……などに神経細胞の損傷をひきおこすことが確認された」（八〇年代、スウェーデン、Ｈ・アーンハンセン）

電磁波には、あきらかに神経細胞を〝破壊〟する作用があるのです。

同様の研究報告もあります。

「Ｘ染色体異常の患者たちの脳を克明に調べた結果、これら患者の小脳の中に、自閉症の子ど

もたちと非常によく似た病変を発見した」(米、A・ライス博士)

染色体破壊と小脳破壊もつながっているようです。

＊激増する自閉症と電磁波被ばくの関連は？

むろん、これらの結果から、ただちに自閉症の原因は、電磁波だと決めつけることはできません。しかし、一九四〇年代前半の発見以降、自閉症の子どもは急激に増えています。そして、電力消費も電磁波被ばくも、また急激に増えているのです。

ベッカー博士も、自閉症の原因として電磁波を強くうたがっています。

「自閉症の子どもと、実験動物の両者に、脳のある特定の同じ部位に変化がみられる。これは、おどろくべき偶然の一致である。今後、研究されるべき重要テーマだ」

乳児突然死

電磁波で赤ちゃんが突然死ぬ！
ほんとうですか？

●メラトニン減少で赤ちゃんが急死……

＊老化進行、免疫低下、ガンなどで早死にする

電磁波を浴びると神経ホルモンの一種、メラトニン分泌が急減します。

これは「若さを保ち、老化防止する」ホルモンとして注目されています。セロトニンと同じく、脳中枢の松果体でつくられます。呼吸をコントロールし、免疫力を調整し、ガンを抑制するなど、生命維持に重大なはたらきをしています。

「哺乳動物は、微弱な電磁波にさらされるだけで、メラトニン分泌障害が発生する」（九二年、英、ウィルソン博士）

だから、電磁波を浴びる生活でメラトニン減の日常を送っているひとほど、老化は進み、免疫力が低下し、ガンなどで早死にするのです。

＊乳児突然死（SIDS）はメラトニン量が三分の一以下

悲劇は、それだけではありません。

メラトニンには、その他、呼吸を維持するという大切なはたらきをしています。

それが、電磁波被ばくで障害されたら、どんな結果をまねくか……？

赤ちゃんを突然おそう悲劇に、乳幼児突然死症候群（ＳＩＤＳ）があります。これは、外見上、まったく異常のない赤ちゃんが、突然、死亡するという痛ましい病気です。

この症候群で突然死した赤ちゃんに共通するのは、体内のメラトニンが三分の一以下に急減していることです。

「ＳＩＤＳで突然死した乳幼児一八人と、他の原因で死んだ二七人の体内のメラトニン量を測定して、比較した。すると、突然死した赤ちゃんのメラトニン値が正常な幼児より極端に低かった」（米、ウィリアム・スターナー教授）

正常な脳内メラトニン値は、五一ピコグラム毎ミリリットル（pg／ml）。それが、突然死症候群で死亡した赤ちゃんのばあい、平均で一五pg／mlしかなかった。

わずか三分の一以下です。極端な減少です。

「血液中のメラトニン値も、正常値三五pg／mlにたいして一一pg／mlと極端に少なかった」（同教授）

＊乳児はメラトニン不足による呼吸困難で急死

乳幼児突然死症候群（ＳＩＤＳ）で急死した赤ちゃんの体内には、正常呼吸を維持するために必要なメラトニンより、はるかに少ない量しかなかった。

つまり、乳幼児は、決定的なメラトニン不足により、呼吸困難で急死したのです。

そして、電磁波にはメラトニンを急減させる生理作用がある。

悲しい奇病、乳幼児突然死症候群（ＳＩＤＳ）の正体が見えてきました。

「なんらかの人工的な異常電磁波による悪影響が、松果体に感知され、突然死の発生に関連したと思える」

ベッカー博士も、ＳＩＤＳの犯人として電磁波被ばくをあげています。

……松果体に電磁波被ばく↓メラトニン分泌急減↓呼吸阻害↓酸素欠乏↓急死……。

胸の痛むメカニズムです。それでも、世界の電力利権は「電磁波は安全」と今日もいいつづけているのです。

家の近くに高圧線鉄塔がありますどれだけ離れると安全ですか?

一キロ離れろ!

●最低一キロメートルは、離れるべきでしょう

＊「高圧線の下に家が!」仰天した米人ジャーナリスト

「あれは、なんだ!?」

そのアメリカ人ジャーナリストは電車の窓から外を指さしました。

ポール・ブローダー氏。国際的環境ジャーナリストとして高名です。日本の市民グループの招きで来日した彼は成田空港から都心に向かう電車で、おどろきの声を上げた。

「パワーライン(送電線)の下に家が建っている!」。食い入るように窓に顔を近づけ「ベリー、デンジャラス!(とっても危険だ!)」と首をふる。「世界中を回ってきたが、こんな光景は初めて見た」「あそこは特別な地域なのか?」。

わたしにふりかえった。

肩をすくめて答える。

「日本では普通の風景ですよ。都市部に行ったら住宅の上に二重、三重に高圧線が垂れていますよ」

彼は絶句して、目を丸くした。

「信じられない……」。あとはただ呆然としている。

＊米国、スウェーデンは二ミリガウス以上は建設禁止

「高圧線の下に建物を建ててはいけない」

これは、世界の常識です。しかし、まったく〝洗脳〟された日本人だけは知らない。

無知のまま生かされている日本人は、のん気に高圧線の下に住み、ガンや白血病の原因となる見えない電磁波〝シャワー〟を二四時間浴びつづけているのです。

約一五万ボルトという小型送電線でも、近くに住む子どもは約四倍も白血病になるのです（前出図3−1）。九〇年代前半で、すでにアメリカやスウェーデン政府は「二ミリガウスを超える場所に学校、住宅、オフィスを立ててはならない」と決めています。

前出図3−1では七〇メートル以内に送電線に近づくと二ミリガウスを超えます。

だから、小型高圧線でも、少なくとも七〇メートル以内に家を建ててはいけないのです。

＊「一キロメートル以上離れるべき」世界の研究者は警告

なら、高圧線から七〇メートル以上離れれば安全か？

そうではありません。とうぜん、送電線の電圧が高くなると、ケーブルから発生する電磁波は強くなります。巨大な高圧線になると五〇万〜一〇〇万ボルト級になります。

東京電力も「高圧線の下は電流の大きさや場所で変化し、高圧線下では最大二〇〇ミリガウスになる」と回答しています。

ケタ外れの電磁波強度です。七〇メートルはなれても殺人レベルの電磁波を被ばくします。

研究者はつぎのように断言します。

「かりに、わたしが高圧線のそばに住むとしたら、少なくとも一・六キロは離れます」

これは、米ダラス環境医療センターのW・レイ博士の率直なコメント。博士は電磁波過敏症の世界的な権威です。五〇万ボルト級の高圧線は、約一・二キロ離れて、ようやく電磁波はゼロレベルになるのです。

元京大（工学部）の荻野博士（前出）も「高圧線からは一キロは離れるべき」と主張しています。

旧ソ連では、電磁波の生体被害の研究が西側より進んでいました。

そのソ連政府も高圧線からの「危険距離」を一キロと定めていました。そして、高圧線から「一キロ以内」の地域では、建物を建てることを厳禁してきたのです。

＊一キロメートル地点で「居住」安全基準〇・一ミリガウス

世界の電磁波研究者たちは「居住地域」の〝安全基準〟を〇・一ミリガウスとしています。五〇万ボルト送電線から一キロ離れる。すると、電磁波強度は安全ガイドラインの〇・一ミリガウス前後になります。だから、最低でも一キロ以上は離れるべきなのです。

電力利権の総本山ともいえるのが電力中央研究所。九電力が資金・人事を握る電力会社の御用研究機関です。その笹野次長もコメントしています。

「大ざっぱにいえば、高圧線から四〇〇メートル離れれば、数ミリガウスに落ちる」

「居住地域」の〝安全基準〟が〇・一ミリガウス。だから、最悪四〇〇メートル以内には「人は住めない」ことを電力会社がわも、認めていることになります。

荻野博士は、嘆き、怒る。

「この狭い日本……。高圧線から四〇〇メートルの範囲には、いったいどれだけの数の幼稚園・小学校・遊園地などがあるのだろうか？　それらの施設の近くに送電線をドンドン建設しているのが、この日本のおそるべき現状なのである」（『高圧線と電磁波公害』高圧線問題全国ネットワーク編著、緑風出版）

＊電流が多く流れるほど浴びる電磁波も強くなる

高圧線からの電磁波は、電圧だけでは決まりません。流れる電流が多くなると発生電磁波も、とうぜん強力になるのです。一一万五〇〇〇ボルトといえば小型送電線です。ところが、六〇〇アンペアという大量電流を流すと、真下は九二ミリガウスとびっくりする強烈電磁波を浴びる。このように電線ケーブルを流れる電流量で、発生電磁波も大きく変化します。だから、電力消費が増える夏場になると送電線からの電磁波被ばくも激しくなります。電力会社は、送電線からの電磁波強度の測定を、いちばん電流の少ない時間を選んで測る……〝裏技〟をつかいます。そうして、こううそぶくのです。

「わずか、これだけしか電磁波は出ていませんヨ。ご安心ください」

同じ電圧の送電線でも、発電所に近いほど電流は強いので、電磁波も強くなります。季節では冷暖房が使われる夏場と冬場が強くなります。一日では夕方がいちばん強い。それは夕御飯の支度などで各家庭で使用電力が急増するからです。

＊「直流文明」が電磁波公害から解放する

送電線からの電磁波が怖くても、なかなか引っ越せない。なら、電力会社に次の三つの対策のどれかをとらせることです。①鉄塔を高くする（電線から距離が離れます）。②地下に埋設する（防御被覆をして、深いほどよい）。③直流送電にする（技術は完成。根本解決法です）。

直流送電なら電磁波は発生しません。すでに一万キロの直流送電が可能な技術も完成しています。私たちを電磁波公害から解放するのは、近未来の「直流文明」なのです。

電磁波とは？

そもそも電磁波って、いったいなんですか？

●電気と磁気のエネルギーの波です

＊高圧線の交流電流は同周波数の電磁波を放射

電磁波とは、読んで字のとおり。電気と磁気の波です（前出図1－7上）。

電気と磁気は面白い関係にあります。電気が変化する。すると磁気の変化が発生します。それはちょうど直角（九〇度）に交わる方向で変化するのです。これを電磁誘導といいます。

磁気エネルギーがおよぶ空間を磁場と呼びます。磁石に鉄がくっつく。そこに磁場があるからです。Ｓ極とＮ極が引っ張り合う。それは学校で習いましたね。電気エネルギーがおよぶ空間が電場です。プラスティックの下敷きをこする。すると髪の毛がひっつきます。摩擦《まさつ》で分子の外側の電子が下敷きに移動したのです。電子はマイナス電気を帯びています。つまり下敷きはマイナスに帯電し、髪の毛のプラス電気を引っぱる。そこでふわっと髪の毛がくっつくのです。

このように電場ではマイナス電荷とマイナス電荷の間には引力がはたらきます。

電気や磁気が変動していない「場」を静電場、静磁場と呼びます。

いっぽう、送電線などは異なります。電気は送電線を交流で送られています。交流とは一秒間に五〇回（あるいは六〇回）も、電流の方向がめまぐるしく入れ替わっています。つまり電流が行ったり来たりと往復しています。その激しい電流の変化は電場を一秒間に五〇回変化させます。それにともない直角方向に磁場も五〇回変化するのです。

その変化の波が電磁波として周囲に伝わっていきます。

これが送電線から電磁波が発生するメカニズムです。

＊光速と同じ、超低周波、電波、マイクロ波、パルス波など

このように電磁波には振動数（周波数）が、かならずあります。

海の波を連想すれば、わかりやすいでしょう。さらに、電磁波の伝わる速さは、光の速度と同じです。それは地球を一秒間に七回半回るスピードです。

地球の周囲は四万キロ。つまり、電磁波は一秒間に三〇万キロも遠くに伝わるのです。じつは光も電磁波の一種なのです。ただし、光を除いて電磁波は見ることはできません。電磁波の一秒間の振動回数を周波数（ヘルツ：Ｈｚ）と呼びます。交流電流から発生する電磁波のように一秒間の周波数が少ないものが超低周波です。周波数ヘルツが少ないほど波長は長くなります。たとえば一秒間三〇ヘルツなら、波長は一万キロという、とてつもない長さになるのです。

ラジオやテレビ放送などの電波は中波・長波などと呼ばれます。ぎゃくに極超短波（マイクロ波）などは振動数が一億回を超えるような気忙《きぜわ》しい波です。すると波長は一センチとかミリというごく短い長さになります。その他前述のような、パルス波というものもあります。パルスとは〝突出する〟という意味。マイクロ波のノコギリの歯のような波形から、突然、何十倍も突出した波形をあらわします（前出図1−7下）。

これがパルス波です。自然界には、ほとんど存在しない波形です。それだけに生体への害作用は、ふつうのマイクロ波の約一〇倍といわれています。

ただし、ベッカー博士が指摘するように、異常な人工電磁波は、ていどの差はあれ、すべて人体に有害なのです。

＊電磁波症状が続くと最悪、発ガンや自殺にいたる

これまでに電磁波による症状として指摘された例をあげます。

周波数と波形により、現れる症状にばらつきがあることがわかります。

①**超低周波・電波**：「頭痛・頭重」「疲労・倦怠感」「日中の眠気」「記憶減退・一部消失」「知的レベル低下」「指などの震え」「息切れ」「不整脈」「徐脈」（脈がゆっくり）、「血圧変化」「心電図異常」「子どもの突然死」「貧血」「精力減退」

②**パルス波**：「頭痛・頭重」「食欲減退」「体重減少」「難聴」「吐き気」「血圧低下」「甲状腺異

常」「子どもの早熟」

③**マイクロ波**：「頭痛・頭重」「疲労・倦怠感」「日中の眠気」「夜間の不眠」「士気の低下・消沈」「神経衰弱・精神疲労」「食欲減退」「興奮・感情不安定」「知的レベル低下」「指などの震え」「まぶたの震え」「頭と耳のチェック」「目まい」「吐き気」「においの感受性低下」「動悸」「息切れ」「不整脈」「徐脈」、「血圧低下」「血圧変化」「心電図異常」「心臓病発作」「血中ビタミン低下」「甲状腺異常」「乳汁分泌不全」「月経パターンの変化」「卵子形成減少」「精力減退」。

（『電波は危なくないか――心配される人体への障害』徳丸仁著、講談社より要約）

これら症状は、電磁波被ばくにより体質が悪化、衰弱していることの証明です。

身体が悲鳴をあげているのです。

このような状態がつづくと、発ガンしたり、自殺に走ったりと最悪のケースにいたることもありえます。

「サイクロトロン共鳴」

電磁波が生体に有害な根本的なメカニズムを教えてください

●地磁気と電磁波の交差でおきる

＊荷電粒子（イオン）はらせん運動で飛び出す

これは、電磁波問題の急所といえます。

つまり、有害電磁波の生体障害の基本原理が、ここにあるからです。

少しむずかしそうですが、理論はシンプルです。

この「サイクロトロン共鳴」は、わたしが敬愛するベッカー博士（前出）が発見したメカニズムです。図3‐5Aを見てください。まず、地磁気など永久磁石のような「静磁場」の中に荷電粒子（イオン）が置かれると、面白い動きをします。磁場と直角方向にグルグル回転運動を始めるのです。そのスピードは磁場の強さで決定されます。これが「サイクロトロン共鳴」と呼ばれる現象です。

さらに、そこに直角からずれた方向から電磁波をあてるとどうなるでしょう？

●電磁波は荷電粒子（イオン）をラセン運動させる〈サイクロトロン共鳴現象の原理〉

図3－5

（図A）

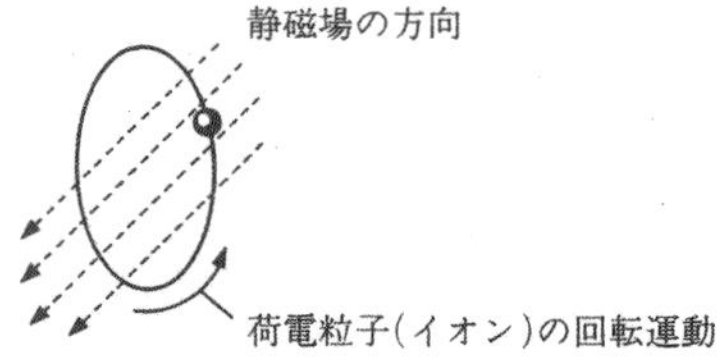

静磁場と直角方向に回転運動する荷電粒子。磁場強度が強まれば、旋回スピードも速くなる。

（図B）

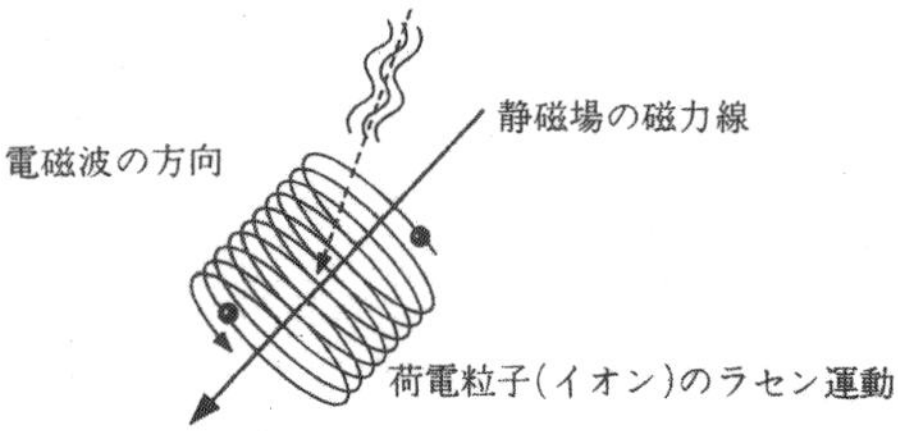

周波数90以下で共鳴する電磁波を静磁場に当てることで発生したラセン運動。

（図C）

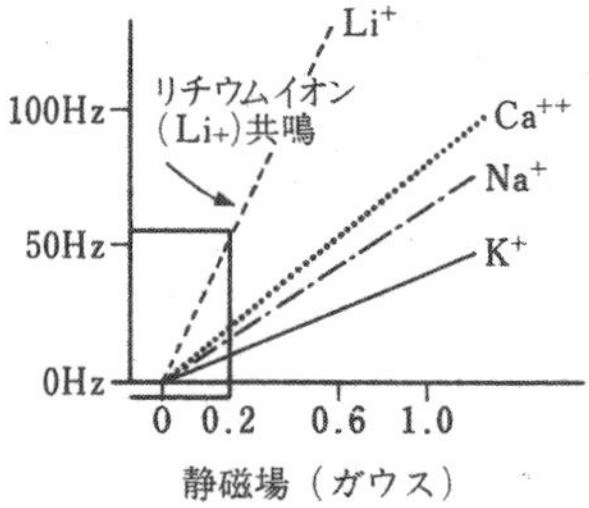

静磁場の強さ（横軸）と、生体に重要なイオンに「サイクロトロン共鳴」を発生させるために必要な振動電場の周波数（縦軸）との関係。

（リボフらの実験）　　（『クロスカレント』前出より）

出典：『クロスカレント』ロバート・ベッカー著（新森書房）

荷電粒子は電磁波エネルギーを吸収し、猛スピードで、らせん運動を始めます（図3－5B）。

そうしてイオンは、その場からスピン・アウトしてしまう。これは、電磁波の波動エネルギーが、荷電粒子（イオン）に吸収されて運動エネルギーに変わったからです。

こうして、イオン粒子は、とんでもない方向に猛スピードで飛んでいく。

＊ＤＮＡ破壊や細胞カルシウム流出の基本原理

これが、電磁波がＤＮＡを破壊する基本メカニズムです。

さらに神経細胞に電磁波照射するとカルシウム・イオンなどが流出する奇妙な現象も説明がつきます。

カルシウム・イオンが電磁波エネルギーにより激しく、らせん運動で振動して、細胞膜を突き抜けてしまうのです。こうして、神経細胞の破壊もおきる。

その他、リチウムやナトリウム、カリウムなどの細胞内ミネラル・イオンも、電磁波被ばくによる「サイクロトロン共鳴」で運動エネルギーを得て、細胞外に流出します。

こうして、電磁波被ばくにより体細胞は破壊されていくのです。

＊共鳴現象は〇～一〇〇ヘルツ帯で起きやすい

地球上には、地磁気が地平線と水平に存在します。ある一定の角度で電磁波が生体に当たると、細胞内の各イオンに、この「サイクロトロン共鳴」がおこるのです。

この共鳴現象をおこしやすい周波数は〇～一〇〇ヘルツの超低周波の領域です。

なんと、ここにはちょうど五〇、六〇ヘルツという電力周波数が存在します。なんという、人類文明の皮肉でしょう。

＊パルス波、デジタル波がより危険

ニワトリの脳細胞に電磁波（超低周波）を照射すると、一六ヘルツでカルシウムイオン流出量は最大になっています（七五年、米、ロス・エイディ博士）。

つまり、後述の「シューマン共振」周辺のこれら超低周波帯を乱すと、生命現象はもっとも〝かく乱〟されるのです。

なお、神経細胞からのカルシウムイオン流出などは高周波を低周波に「変調」させた電磁波でより強くなります。つまりＦＭ電波やパルス形のデジタル波のほうが生体への悪影響は大きいのです。

シューマン共振

地球には固有の〝波動〟があるとか
それは、ほんとうですか？

●母なる地球の〝ささやき〟です

＊古生代、生命発生エネルギー源の電磁波動

この言葉は、はじめて耳にしたはずです。

これは、古生代から伝わる地球の固有波動と言われています。生命誕生は古生代初期の先カンブリア期にまでさかのぼります。

当時、地球の地磁気エネルギーは強大でした。とりわけ毎秒一〇ヘルツ前後の超低周波は強力で、空に電光を発するほどだったそうです。

「この電磁波こそが生命発生のエネルギー源だった」（米、F・E・コール博士）

つまり「このエネルギーが原始有機分子を一か所に集めるのに使われた」という。たんぱく質がその典型です。だから、これら生命物質の構造体は、超低周波の約一〇ヘルツ前後に共鳴するのです。その後発達したすべての生き物も、この超低周波に感受性をしめすのです。

＊地球全体と共振する「シューマン共振」発見！

この「生命を誕生させた」超低周波が、なんと、地球の固有振動数として、延々と現代まで存在しつづけている！　その驚異の真実が発見されました。五二年、米イリノイ大のシューマン教授は「電離層と地上間に、超低周波の微弱な電磁波が地球全体と共振している」ことを発見した。よって、その波動は、「シューマン共振」と命名されたのです。その後、科学者たちによる克明な研究で、強度は一〇ヘルツ前後が最大で、五つのピーク（A～E）があることも、判明しています（図3-6）。

＊波動の五つのピークは脳波と重なっていた！

荻野博士（前出）は、こころみに「シューマン共振」の波形に、人間の脳波の周波数を重ねて、おどろくべき事実を発見します。

脳波は周波数によってδ波、θ波、α波、β1波、β2波、γ波に分類されています。

「それが、みごとに『シューマン共振』のピークに重なっていた！」（荻野博士）

……人間の「睡眠」と「覚醒」の境目が七～八ヘルツで「シューマン共振」のピークAに相当。「浅い睡眠」（θ波）、「深い睡眠」（δ波）、さらに「覚醒中で安静状態」（α波）で、「活動期」（β1波）、「高揚期」（β2波）……と、各々、脳波があらわれる。つまり、地球の固有波動と生命波動が、みごとに符合していたのです。

●地球波動「シューマン共振」が脳波と重なっていた！

図3−6　シューマン共振と脳波の関係

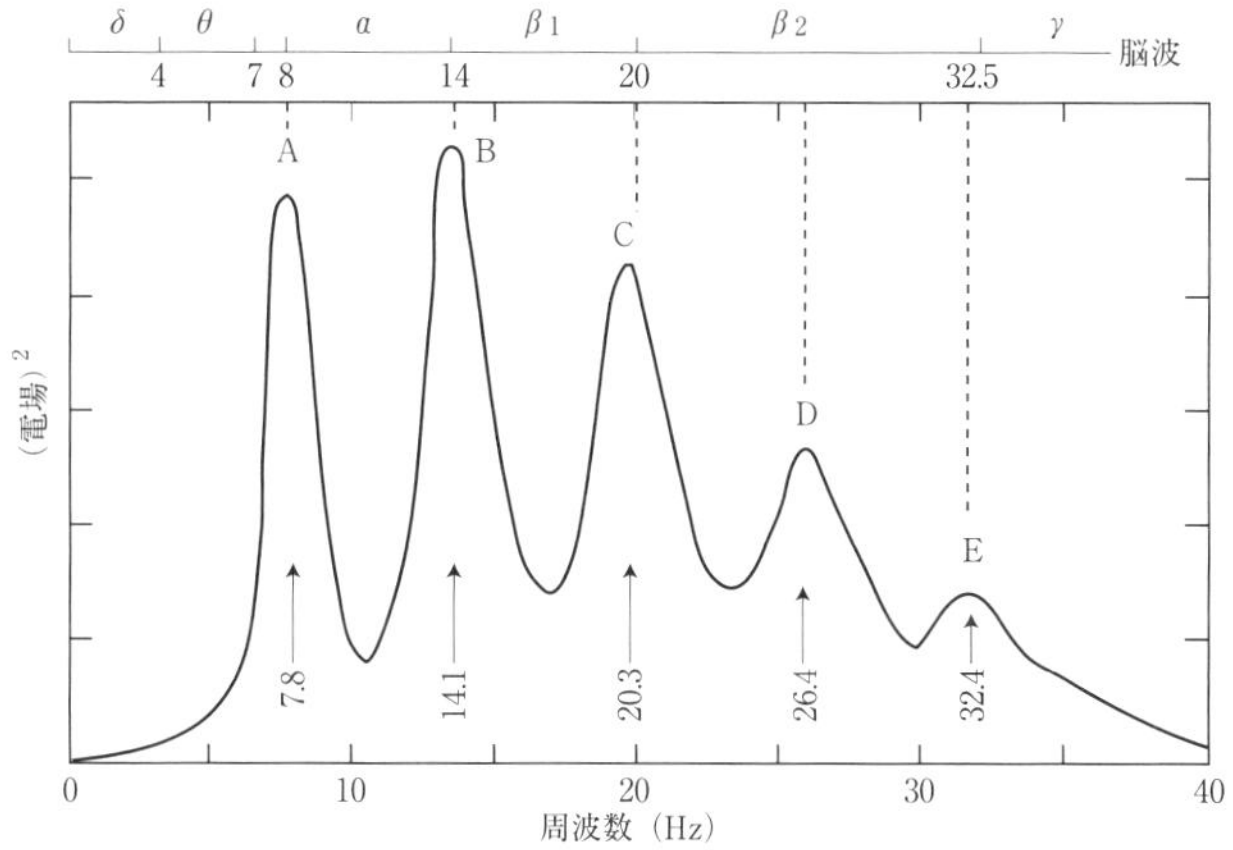

出典：『ガンと電磁波』荻野晃也著（技術と人間）

　まさに、生命の奥深い神秘……。

＊母なる地球波動を乱せば生命も乱れる

　これは、いいかえると地球の固有波動を乱す異常な人工電磁波は、生命活動も乱す、ということです。その恐ろしい一例を紹介します。水槽の金魚に、六〜一二ヘルツの光パルスを照射したら、金魚は平衡感覚を無くしてひっくり返り、仮死状態になったのです。

　電磁波でなく、光の点滅でも、「シューマン共振」の生理リズムを乱されると、生命は危機的状態におちいるのです。だから、異常な低周波の音でも、生体リズムは狂う。身のまわりに満ち満ちているもっとも不自然な超低周波は、高圧線や家電製品から放射される電力電磁波です。交流送電されているため五〇、六〇ヘルツという不自然な周波数エネルギーを周囲に放射しています。

それは「シューマン共振」ピークE（三二・四ヘルツ）のすぐそばの周波数です。
それは、地球の〝ささやき〟に比べれば、生体にとって巨大な大砲をぶっぱなすくらいの大音響でしょう。生命が震撼して波動ストレスにおちいるのも、とうぜんです。
「……この超低周波の人工電磁波が、地球上に増加している。これは、人類存続に関わる重大な脅威である」（ベッカー博士）
ガン、脳しゅよう、白血病などの激増は、母なる地球の生命の波動を乱した報いなのかもしれない……。

第4章　IH調理器はやめなさい

ナベが火を吹く
欠陥調理器
電磁波で流産五・七倍

「ＩＨ調理器」

ＩＨで料理していると、
頭が痛く気持ち悪くなるんです

●ものすごい電磁波が出ています

＊イライラ、吐き気、だるさ、関節痛……

ＩＨ調理器で料理していたら、頭が痛くなる。

そんなひとがいます。さらに、イライラ、吐き気がしてくる。だるさがひどい。関節痛も……。これは、主婦Ａ子さん（別府市在住）の体験です。

「おかしくなったのは、ＩＨクッキングヒーターを取り付けてからなんです」

ピカピカ新品のＩＨで、さっそく使いはじめたＡ子さんは、突然、変な頭痛におそわれた。

「まさか、ＩＨが原因だなんて、まったく思いませんでした」

気のせいだとばかり思っていた。

頭痛、関節の痛みはさらにひどくなっていった。くわえて、吐き気、不眠さらには抜け毛と悪化していった。食べるものの味もわからなくなり、体重は減る一方……。

三か月がすぎるころ「これは、ぜったいにおかしい」と思いはじめた。

すでに、体重は一〇キロ近くも減っていた。

＊「IH調理器など交流磁場による症状」（診断書）

IHを買った販売店に、問い合わせた。すると、最初は「わかりません」と口をにごしていたが、ポロリもらした。「じつは、電磁波が……」。

電磁波⁉ 初めて聞く言葉だった。メーカーに問い合わせる。まるで、木で鼻をくくったような応対。要領をえない。

「もう、耐えきれない！」

A子さんはIHを取り外した。

そして、つてを頼り、電磁波過敏症を研究している東京の北里研究所をたずねた。

その診断書は、つぎのとおり――。

「……中枢神経／自律神経・機能障害」と診断された。その所見は「神経学的検査により、中枢神経・自律神経障害が認められる。多彩な自覚症状の発症要因として、変動磁場の関与が示唆される（IH等）」（平成一六年三月二三日）

診断した医師は、口頭でもこう伝えた。

「IH調理器などの低周波の交流磁場などによる症状ですね……」

こうして、A子さんを悩ませた頭痛、不眠症などの症状は、「ＩＨ調理器」による電磁波過敏症と診断されたのです（「電磁波問題を考える九州の会」報告より）。

「ＩＨ調理器」からは、恐ろしい強さのあぶない電磁波が出ていたのです。

＊電子レンジで発ガン物質発生

電子レンジの恐るべき危険性にも触れておきます。

漏洩するマイクロ波の有害性はいうまでもない。少なくとも二メートル以上離れるべき。さらに恐怖は調理した料理に発ガン物質が生じること。食材は植物性、動物性を問わない。

だから旧ソ連は一九七六年、電子レンジを全面禁止したのです。

さらに、ビタミンなど栄養素の六〇～八〇％が破壊される。電子レンジ自体が危険な欠陥商品だった。販売禁止が正解だ。しかし、危険性を指摘する多くの研究者たちの声は抹殺された。

そう、〝闇の力〟によって……。

どうしても使いたいなら、できるだけ短めの加熱のみにする。調理時間が長いほど有害物質の発生は多くなる。危険なマイクロ波を赤外線に変換する特殊な磁気容器も販売されている。

これなら安心して加熱調理できる。

妊娠中なんですが「IH調理器」で料理をして、だいじょうぶでしょうか？

流産五・七倍

●流産が最悪五・七倍増えます

＊一六ミリガウス以上を〝一時的に〟浴びただけで最悪三・一倍

「IHのスイッチを入れたら、おなかの赤ちゃんがピクンと動いた！」

ある女性の体験です。妊娠中のおなかにいる赤ちゃんがいかに電磁波に過敏かがわかります。

あなたが、もし妊娠しているなら、「IH調理器」の前に、ぜったい立ってはいけません。つぎのような警告があるからです。

「妊娠中に一六ミリガウス以上の電磁波を〝一時的〟に浴びるだけで、流産リスクははねあがる」（デ・クン・リー博士、『Epidemiol』No.13、二〇〇四年九月一二日より）（グラフ4-1）

電磁波の被ばく一六ミリガウス以下の場合の流産発生率一・〇として、比較したものです。妊娠女性は、ほんの一時的に一六ミリガウス以上の電磁波を浴びただけで、①全流産が一・八倍にも増えるのです。

●最大5.7倍！IHは流産発生装置だった

グラフ4－1　一時的にまたは定期的に16mG以上の電磁波を浴びた妊婦の流産リスク

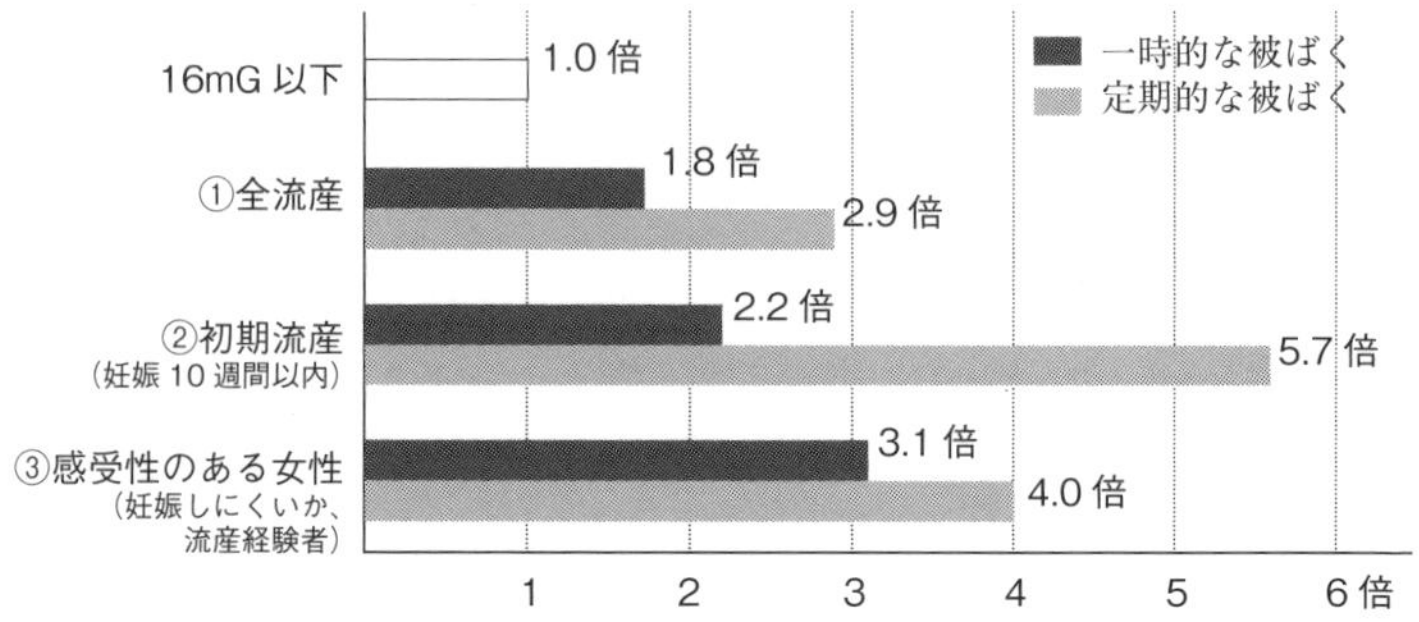

出典：『やっぱりあぶないIH調理器』（三五館）一部加筆

そして、②妊娠一〇週以内の初期流産は二・二倍にもなります。妊娠二か月半。この時期は、妊娠していることに気づかない女性も多いはず。

何も知らずに「ＩＨ調理器」の前で料理すると、大変な悲劇にみまわれます。

さらに衝撃は、③感受性のある女性。それは、妊娠しにくい女性や流産経験者などを指します。これら女性の流産率は三・一倍にもはねあがるのです。

＊ＩＨから三〇センチ以内は流産危険ゾーン

これらは、ほんの〝一時的〟に一六ミリガウス以上の電磁波を浴びただけで発生するのです。

後出グラフ4‐3の左側の棒グラフを見てください。流産リスクをさけるために電磁波を一六ミリガウス以下にするため必要な水平距離です。

二七～三〇センチ以上、「ＩＨ調理器」から離れなければなりません。

また、プレートから上方は六〇センチ以上必要です。しかし、おなべをのぞいたり、てんぷらを揚げたり、料理はほとんど調理器から三〇センチ以内でおこないます。すると、流産の危険もはねあがるのです。

＊〝定期的〟被ばくで最悪五・七倍も流産する

それでは、妊娠女性が〝一時的〟ではなく〝定期的〟に一六ミリガウス以上を浴びたら、どうなるでしょう？

流産リスクは、さらに増加します。それは、恐ろしいほどです。①全流産は二・九倍、②妊娠初期流産は五・七倍、③感受性の女性四・〇倍も流産リスクが急増します（グラフ4－1）。つまり、毎日、ＩＨの前で料理する妊娠女性は、最悪で五・七倍も流産リスクが高まるのです。

これでも、あなたは「ＩＨ調理器」の前に立つ気になれますか？

発熱のしくみ

「ＩＨ調理器」って、どんなしくみで発熱しているのかしら？

●強力磁気でなべ底を発熱させる

＊電気コイルの強力電磁波で金属なべ底を加熱

図４－２は、「ＩＨ調理器」の発熱のしくみです。

ＩＨのプレート表面は、ただ平たく丸いだけです。その下には強力なコイルが埋め込まれています。そこに大きな交流電流が流れると、強烈な電磁波が発生します。それはトッププレートを突き抜けて金属なべ底にまでたっします。すると電磁波動は、なべ底の金属内に「うず電流」を発生させるのです。

「電磁誘導」と呼ばれる現象です。なべ底に大量の電流が流れる。すると、電気抵抗による高熱が発生します。この加熱現象、「電磁誘導加熱」（Induction Heating）の頭文字をとって「ＩＨ調理器」と命名されました。

＊ばかばかしく無駄なナンセンス商品

昔から電気をつかった調理器具はありました。いわゆる電気コンロです。電源を入れるとニクロム線が赤く発熱します。そこに、なべを置く。するとグツグツ煮えてくる。金属のニクロム線の電気抵抗により発熱するのです。

発熱原理は、ＩＨと同じです。ただ、「ＩＨ調理器」は、まず電気コイルで強力な磁力線を発生させ、その電磁誘導で金属なべ底を発熱させる。この一手間を加えた意味がわからない。金属を発熱させるなら、最初からコンロの金属線を発熱させればすむ話です。

一回、電気エネルギーを磁力線に変えることが無意味なのです。つまり、ＩＨはメカニズム自体が、ナンセンスです。

●ばかばかしく、コッケイで無駄なしくみ

図４－２　IH 調理器の発熱のしくみ

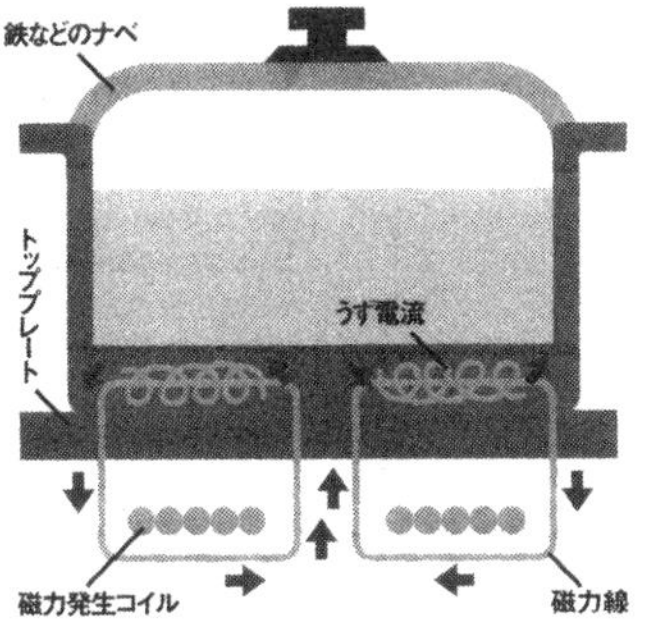

出典：『やっぱりあぶない IH 調理器』（三五館）

＊有害な強烈電磁波を周囲にまき散らす

それだけなら、笑ってすませられます。

しかし、「ＩＨ調理器」は、強力コイルで電気エネルギーを磁力線に変えるときに、周辺にすさまじい電磁波を放射します。

ＩＨはバカバカしいムダだけでなく、空恐ろしい有害電磁波〝発生装置〟だったのです。

一メートル以上はなれろ！

有害な電磁波が出ているＩＨはどれくらいはなれれば安心ですか？

●一一〇〜一二〇センチメートル以上は必要です

＊前に立つと〝安全基準〟の一五三倍も被ばくする

国際的に電気製品電磁波の〝安全基準〟は一ミリガウスとされています（ベッカー博士他）。グラフ4-3は、市販の卓上型「ＩＨ調理器」（六社）から出る電磁波の測定結果です。さらに棒グラフは、〝安全基準〟の一ミリガウス以下になるために、どれだけＩＨからはなれるべきか、をしめしたものです。

まず、ＩＨ卓上ヒーター本体から出る電磁波が、はんぱではない。

①**周辺**：プレート中心から同心円に広がります。最大値は松下の四一一ミリガウス。

②**プレート面**：さすがにプレートの上はすさまじい電磁波強度。最大値はテスコム一〇七〇ミリガウス。

③**正面**：操作パネルのある正面の最大値は、松下の一五三ミリガウス。パネルの前に立つおな

●危険１ｍ以上離れろ！　料理もお鍋もできない

グラフ４－３　IH 調理器周辺の電磁波強度

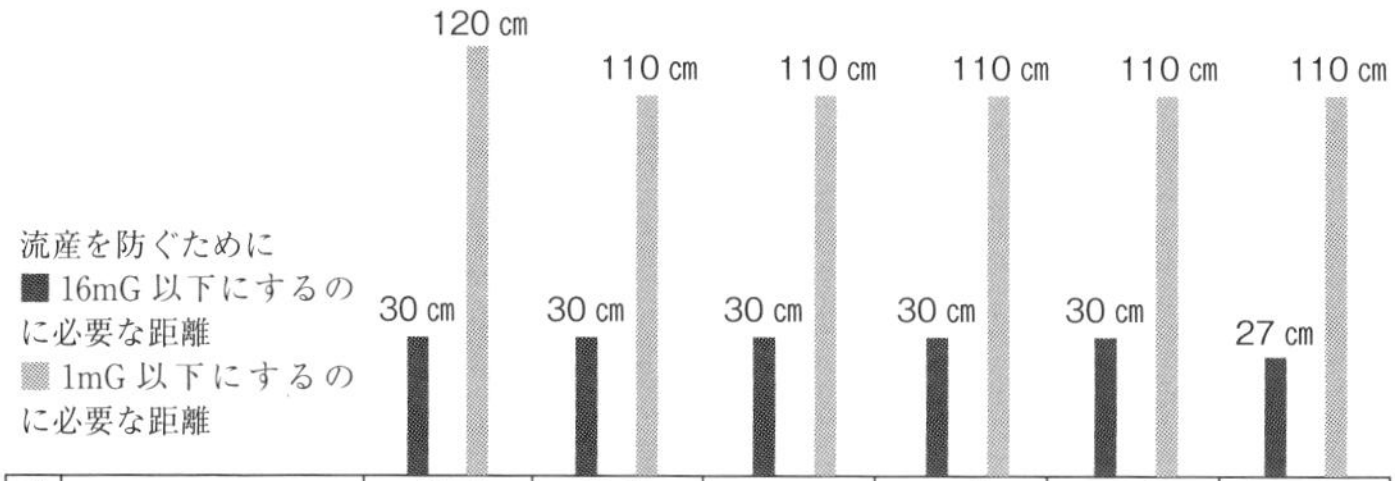

磁場強度（mG）		松下	象印	テスコム	日立	三菱	サンヨー
	①周辺最大値	411	277	368	300	400	158
	②プレートの上	900	870	1070	877	650	705
	③正面	153	122	143	136	153	75

（食品と暮らしの安全基金「食品と暮らしの安全」156 号 2002 年 4 月より）

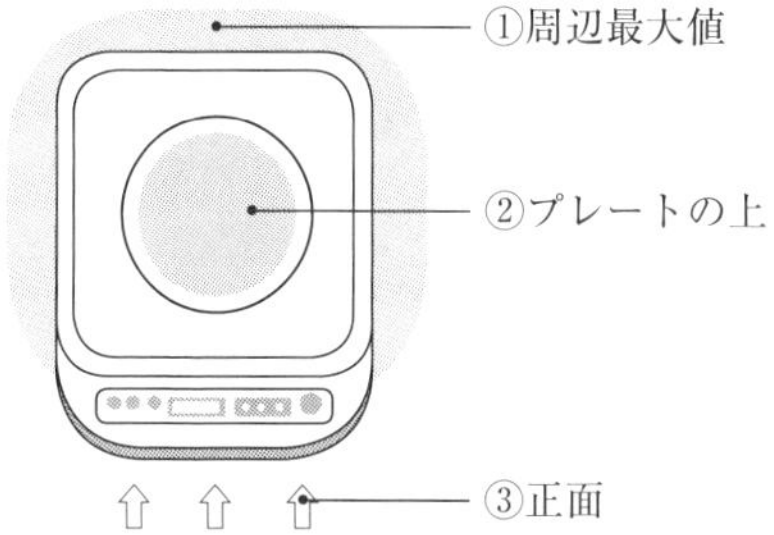

出典：『やっぱりあぶない IH 調理器』（三五館）一部省略

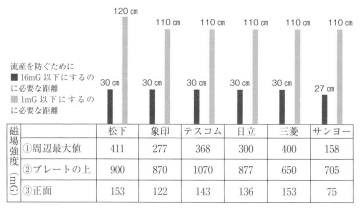

かは〝安全基準〟の一五三倍もの危険レベル電磁波を被ばくするのです。

＊一メートル以上の長箸でなべを囲むこっけいさ

「ＩＨ調理器」になべを置いたり、パネルを操作するとき、いやでもＩＨに近づかなければなりません。そのとき、〝安全基準〟の数百倍もの電磁波を浴びてしまうのです。

電磁波は、ほぼ距離の二乗に反比例して弱くなります。なら、どれだけ離れたら〝安全基準〟の一ミリガウスになるのでしょう。

松下は一二〇センチ、象印以下、五社は一一〇センチです。これはおどろくべき距離です。これでは、まずふつうの調理はできません。なべをかきまぜたり、フライパンの具をひっくりかえしたり、てんぷらを揚げたり……料理とは、コンロの前につきっきりで行うものです。それが、最低一一〇〜一二〇センチは、はなれないと危険なのです。

これだけで調理器具として失格です。

たとえば家族でなべを囲む風景を想像してください。一メートル以上はなれないとヤバイ。だから、全員、一メートル以上の長い箸でなべをつつくことになります。まるで喜劇です。そんなコッケイなことを強《し》いる。それが、「ＩＨ調理器」の正体なのです。

欠陥調理器

『暮しの手帖』は商品テストで
〝欠陥調理器〟と認定したとか？

●料理もできない、コストも時間もかかる

＊悲しき欠陥調理器、おすすめしない

「ＩＨ調理器」は、欠陥だらけです。

まず、使えないなべが、あまりに多い。耐熱ガラス、アルミ、銅、土鍋などは、原則的に不可（オールメタル対応型はアルミ、銅なべは使えるが効率は悪い）。

さらに、形状も底が丸い中華なべはボツ。ソリや脚のあるなべ、直径一二センチ以下の手ちなべも使えない。愛用なべもオール電化では、捨てるしかない。

泣く泣くメーカーのすすめる専用なべを買うと、何万円とビックリするほど、ふんだくられる。

雑誌『暮しの手帖』（第４世紀２号）が商品テストに「ＩＨ調理器」をとりあげています。

その結論は、惨澹《さんたん》たるものでした。

「……まことに不都合な調理器具。おすすめしない」

その理由は――

①台所道具の基本的な役割を果たしていない（つかうなべが限られ、なべ振りもできず、料理も作れず、きわめて使いづらい）。

②火力を抑えたり、強火を生かした料理が作りにくい（チャーハン、野菜炒め、ステーキが焼けない）。

③フライパンが赤熱しても、すぐに安全装置がはたらかない（一メートルも炎が上がり火事の危険がある）。

④フライパンやなべを傷《いた》める（毎日使用する台所用品として失格）。

⑤強い電磁波は人の健康やペースメーカーをそこなう（あえて電磁波発生装置を台所に持ちこむ必要はない）。

⑥ガスという安価で有効なエネルギー源がある（電気を使い、値段も高いＩＨをつかう理由が見つからない）。

ＩＨをじっさいに使った主婦の嘆きです。

「ギョーザやホットケーキなど焼き物は大きなムラが出てしまう。中心部は焼けて、周辺は生焼けに」「料理が水っぽい」「ベチャベチャしている」と家族の評判も最悪（東北地方在住、主婦Ｗさん）。

さらに「半年で故障した！」ことにWさんはショックを受けている。

＊「時間」も「費用」もガスがおトクです

オール電化や「ＩＨ調理器」をすすめるセールスマンの決まり文句は「ガスよりおトクで便利です」。ところが、それは真っ赤なウソ。グラフ４－４は、三リットルのお湯を沸かす「時間」と「費用」をＩＨ、ガスと比較したものです。使用したのは「オールメタル対応」の新型ＩＨ。一目で「時間」（グラフ左）はＩＨが劣っていることがわかります。とくに銅なべ、アルミなべの沸き方が遅い。とくに銅なべはガスの二倍もかかっています。

ガスは銅、アルミ、ステンレス区別なくほぼ同じ時間で沸いています。

「費用」（円）は、どうでしょう？（グラフ右）ガスは五・八～六・〇円。ところがＩＨは、もっとも安いステンレスでも六・五円。銅なべは一二・六円、アルミ一一・一円と約二倍も電気代がかかるのです。

以上の結果から「時間」も「費用」も、ガスコンロが、はるかにおトクなのです。

＊ペースメーカー、エコキュート自殺、床暖房の恐怖

オール電化は思わぬ恐怖もひそんでいます。

「近づいたらペースメーカーが誤作動した！」というショッキングな被害も出ています。まか

●ＩＨは時間もお金もガスの２倍かかる

グラフ４－４　湯沸かし時間と費用の比較

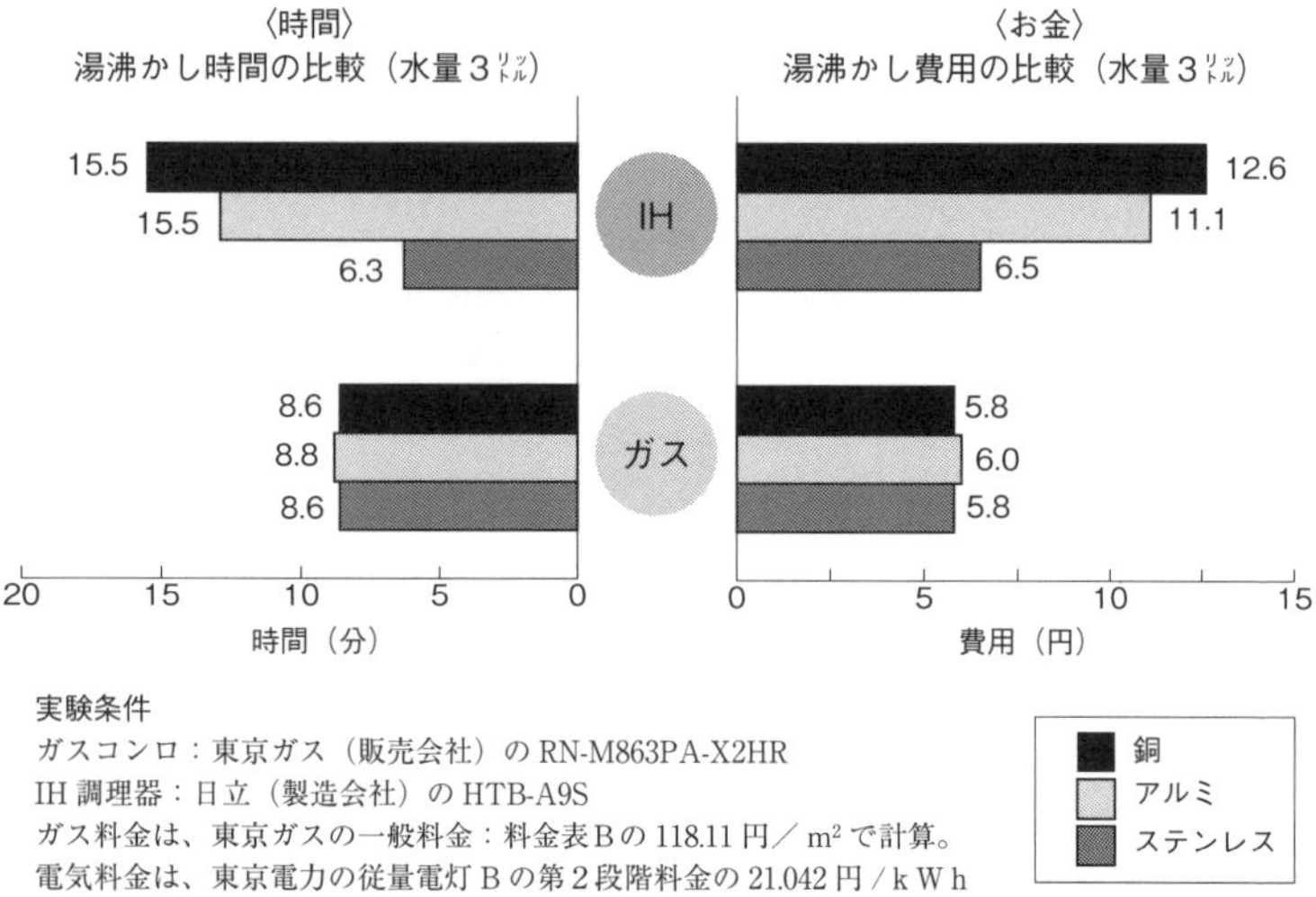

実験条件
ガスコンロ：東京ガス（販売会社）の RN-M863PA-X2HR
IH 調理器：日立（製造会社）の HTB-A9S
ガス料金は、東京ガスの一般料金：料金表Ｂの 118.11 円／ m^2 で計算。
電気料金は、東京電力の従量電灯Ｂの第２段階料金の 21.042 円 / k W h で計算（いずれも 2006 年 4 月 1 日現在の単価）。

出典：国民生活センター「たしかな目」2006 年 6 月号より

りまちがえれば一命にかかわります。

ペースメーカー使用者にＩＨは命とりになりかねない。またオール電化の「エコキュート」のコンプレッサーから出る低周波騒音で体調をこわす被害が続出。自殺者まで出る悲劇がおきているのです。

　また、オール電化ですすめられる床暖房は、自殺行為です。足下から数百ミリガウスのすさまじい有害電磁波が室内にたちこめる。それは、まさにガス室ならぬ〝発ガン室〟となります。一九〇ミリガウスの職場の発ガン率が一五倍強です。それよりさらに強い電磁波が家族をおそうのです。

心停止

IH使用中の身体被害で深刻なものはどんなものがありますか？

●夫も妻も心臓発作でたおれる

＊八九〇〇〇万円請求するIH裁判を起こす

八九〇〇〇万円請求のIH裁判が起こされています。

「フーッと気が遠くなったんですよ」

兵庫県で喫茶店を経営するIさん（六四）は、IHにのせたステンレス製の大なべの湯を湯沸かしポットに移しているとき、意識をなくした。

「気がついたらコンクリート床に顔面から倒れていました」

医者の診断で、驚愕《きょうがく》事実が判明した。

「ときどき心臓が止まっていた。五秒以上止まり、脳に血流が行かなくなって失神したそうです」

医者は「心停止が危ないから」とペースメーカー埋め込み手術をすすめた。Iさんも命が惜しいので手術を受けた。しかし、術後も心停止など不整脈はいっこうにやまない。さらに股間大動脈からカテーテルを入れて、心臓筋肉の一部を〝焼く〟大手術を二回も受けた。体内にペースメーカーが入ると「ＩＨ調理器」の作業はできない。「注意書き」にも、そのむねが書かれていた。

＊奥さんもＩＨ被害の不整脈で救急車で病院へ

そこで、代わって奥さん（五八）が、ＩＨの調理担当として作業をするようになった。するると……。今度は、奥さんが心臓発作におそわれるようになった。

「自覚症状が出るほどの『上室性期外収縮』で、救急車で連れて行く騒ぎになった」（Ｉさん）。夫妻は、この時点でようやく「ＩＨ調理器」が心臓停止や不整脈の元凶だと気づいた。

知人のつてで徳島大学工学部の電気工学科の教授を紹介してもらい、検査を受けた。

「左手をステンレス製冷蔵庫の上に置いて、右手で金属製のオタマを使いＩＨのなべをかき混ぜていた。すると、右手から胸を通って左手に、約二ミリアンペア電流が流れていたことがわかったんです」とＩさんは意外な事実を明かす。

「これは、ペースメーカーとほぼ同じ強さの電流です」

＊誘導電流が心停止や不整脈の原因となった

つまり、なべから誘導電流（二万ヘルツ以上）が体内を突き抜けＩさんの心停止や奥さんの不整脈をひきおこしたのです。

二〇一〇年五月二六日、Ｉさん夫妻は、メーカーの三洋電機を相手どって八九〇〇万円請求するＩＨ裁判を起こした。

「体内に電流が流れることへの『警告表示』もない。安全性に配慮されていない危険な欠陥商品です」（担当弁護士）

しかし、「ＩＨ調理器」で五秒以上の心停止がおきるとは、恐ろしい。

同じミステリー被害は、全国に多発しているのでは？　ＩＨの影響などだれも念頭にない。たんなる〝病死〟で処理された。そんなケースが多いのではないでしょうか。

IH火災

IHは火を使わないから火事にならず
お年寄りには最適とすすめられたの

●フライパンに一メートルの火柱……

＊「IH火災を知らない」が五五％もいた

「IHは火事にならない」は、完全なウソです。

全国でIH火災が、多発しています。

「過信は禁物、IH調理器にご用心」。消防署もIH火災防止を呼びかけているほどです。

ちなみに約二万人を対象にしたアンケート調査でも「IHでも火災の危険があること」を

「初めて知った」が五三％。「IH調理器自体を知らない」が二％。よって五五％が「IH火災」にまったく無知といえるのです（グラフ4‐5）。

写真4‐6は、IHにのせたフライパンが発火した例です。

『暮しの手帖』（第4世紀2号）の商品テストです。赤熱したフライパンにサラダ油を大さじ一杯入れると、わずか一〇秒で一メートル近い炎が立ちのぼった。

● 55%の人はIHが火を吹くことを知らない

グラフ4−5　あなたは、「IH調理器でも火災の危険はある」と知っていた？

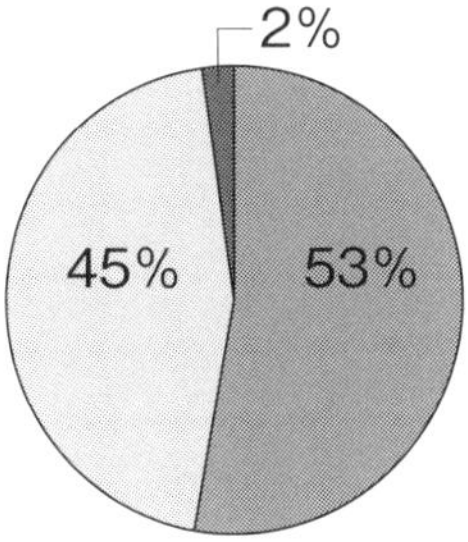

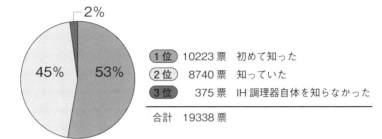

1位	10223票	初めて知った
2位	8740票	知っていた
3位	375票	IH調理器自体を知らなかった
合計	19338票	

出典：「YAHOO!JAPANニュース」アンケートより

ＩＨの〝火力〟は予想外に強く、わずか一〇秒でも中の油が燃え上がることもあります。ガスコンロとちがい、ＩＨは炎が見えない。だから、まさか、超高温に加熱しているとは、気づかない。アッと思った瞬間に炎は一メートルも燃え上がる。お年寄り一人では、どうすることもできない。

＊発火防止センサーも役に立たない

「でも、発火防止センサーがついているのでは？」

　疑問に思うひともいるはず。しかし、多くのばあいセンサーで電源が切れる前に、炎上しています。安全装置も役立たずでした。

　ＩＨ出火の原因をまとめてみます
①**少量の油**：温度上昇が急速なので、センサー作動がまにあわない。センサーは、なべに「指示書どおり」九〇〇グラムの油を入れたときのみに作動するしくみなのです。油の発火温度は三七〇度（グラフ４‐７）。少なめの油は、ちょっと眼をはなしたスキにこの発火点を超えてしまいます。

●余熱油に引火。1ｍ以上の炎が上がった
（センサーは役立たない。少ない油やなべの変形で起る）

写真4－6

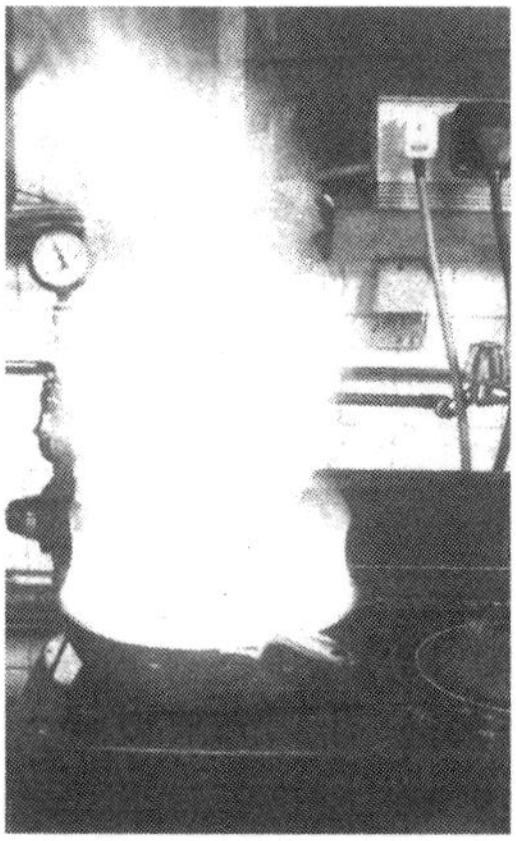

赤熱化したフライパンにサラダ油を大さじ1杯入れ、わずか10秒のうちに1メートル近い炎が立ちのぼった。
出典：『暮しの手帖』（第4世紀2号）

●てんぷら料理が危険！油は370℃で自然発火する

グラフ4－7　自然発火の経緯

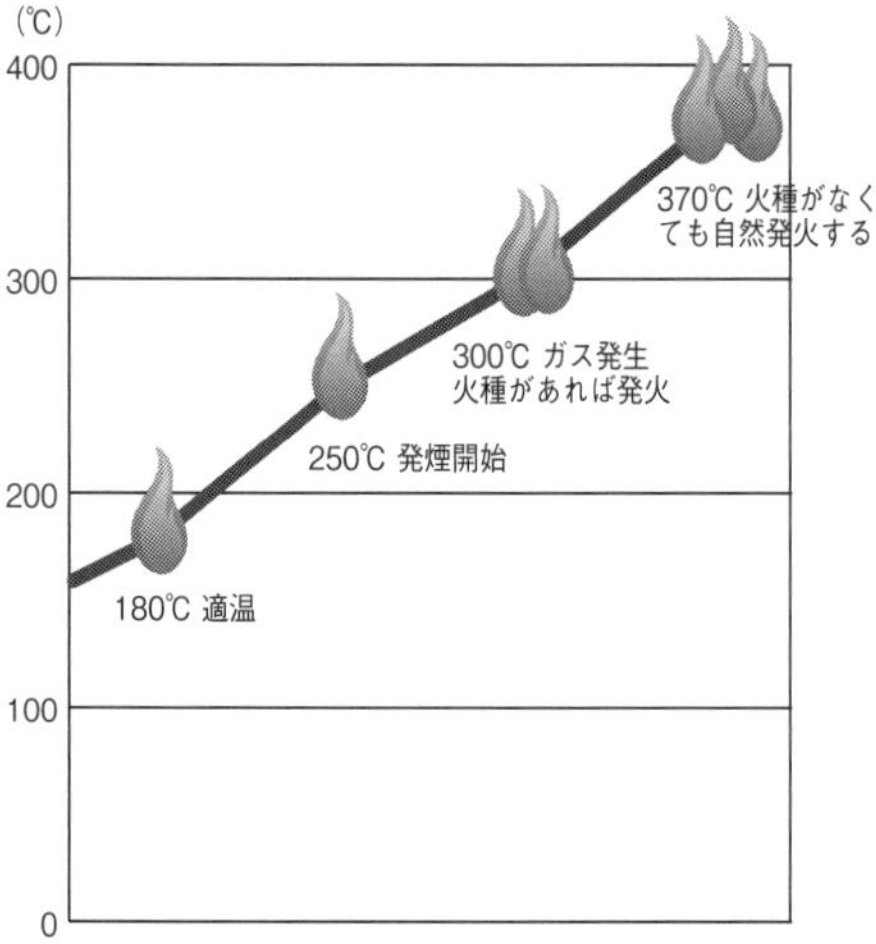

出典：呉市消防局調べを参考に作成

●「IH 調理器」には、使えないなべが、あまりに多い

図４−８

材質：耐熱ガラス、アルミ、銅、土鍋（陶磁器）など
形状：ナベ底の丸いもの、底の直径が12㎝未満や底に約３㎜以上のそりや脚のついているもの

＊IH クッキングヒーター対応の土鍋や耐熱ガラスのナベもあります。
＊アルミや銅鍋が使えるオールメタル対応の IH クッキングヒーターもあります。

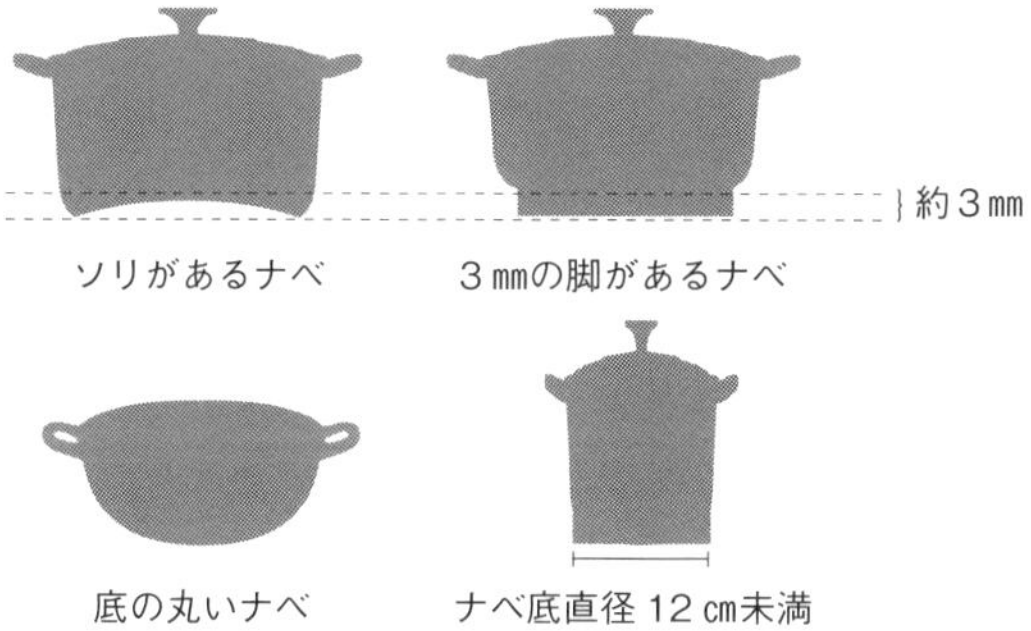

出典：『やっぱりあぶない、IH 調理器』（三五館）他

②**なべ底くぼみ**：なべ底が変形しているだけで、温度センサーは高温の感知ができない。わずか二ミリの変形で発火した例もあります（岡山消防署、報告）（図４−８）。

③**予熱で発火**：ＩＨを最大火力にすると一〜二分でフライパンの底の温度は五〇〇〜六〇〇度になります。ちょっとのつもりで予熱して、油を垂らす。すると、一気に一メートル近くも燃え上がるのです。着衣に火がついたら大火傷です。

④**プレート面**：三〇〇度、雑巾《ぞうきん》がけで火傷《やけど》する。卓上型など赤ちゃんなどが手をついたら、大変なことになります。

オール電化

オール電化住宅は、省エネで温暖化を防ぎ、経済的とすすめられたのですが

●三〇〇万世帯がだまされた！

＊「危険」「不便」「割高」！　それを隠してサギ商法

オール電化住宅は、国家ぐるみのサギ商法でした。「危険」「不便」「割高」が、オール電化住宅の正体です。

▼「**ＩＨ調理器**」：まず、ＩＨの危険性は、最悪です。

①**電磁波被ばく**：最悪、妊婦に五・七倍も流産が増える。その他、戦慄の生体被害は本書で、十分わかるはずです。

②**ＩＨ火災**：油や具材が超高温に加熱され炎を吹き上げます。二ミリのなべ底の変形で発火する。「ＩＨは火事を起こさない」はウソ八百でした。

③**欠陥調理器**：一人前の野菜炒めもできない。雑誌『暮しの手帖』の商品テストで「欠陥調理器」と断定されています。

④**不便で面倒**：土鍋、ガラス鍋、中華鍋などが使えない。フライパンは動かせない。ＩＨ専用なべはメチャ高い。油の量など化学実験なみの「注意書き」。守らないと油が炎上する。

⑤**割高**：ガスより電気代も時間も約二倍かかる。これで「ガスよりおトク」はサギ商法。

▼**不当表示**：「オール電化は、ガスよりお得！」とやった広告は、真っ赤なウソでした。九電のパンフは「不当表示」と公正取引委員会から「排除命令」を食らったほど悪質。オール電化住宅には、超高額な電気給湯器「エコキュート」や「ＩＨ調理器」が不可欠。その購入費・工事費や買替え費用を無視して「おトク」とやった。犯罪的です。

▼**短命装置**：「エコキュート」寿命は一〇年、「ＩＨ調理器」は八年と、あきれるほど短命。ほぼ一〇年ごとの買い替えは大変な出費。九電の広告は、それも隠して「三〇年で七〇〇万円もおトク！」とだまして勧誘していた。

▼**省エネのウソ**：「エコキュートで三五％省エネ」と広告していたが「最新研究では、省エネ効果はゼロ」（国土交通省）。政府も自らのウソを認めています。

▼**温暖化防止**：「ガスよりCO_2を五割削減」とは『日経新聞』（〇八年七月一〇日）も大々的なオール電化の提灯《ちょうちん》記事。ところが、じっさいはオール電化住宅は、普通住宅より最悪一・六九倍もCO_2を排出！　マスコミまでサギに荷担していた。さらに、政府も温暖化防止を名目に「エコキュート」を補助金で推進。つまり国家ぐるみのサギ商法だったのです。

▼**バカでかい**：「エコキュート」は高さ二メートル以上、〇・五トン。瞬間式ガス給湯器は超

コンパクト。容量でもガスに軍配があがります。

▼**違法工事**：オール電化工事でガス管・水道管撤去や電気工事が行われます。しかし、これらは、まったくの無資格者が見よう見まねで工事しています。これは実に危険な違法行為です。

▼**送電ロス**：天然ガスは家庭で燃やせば一〇〇％つかえます。しかし、火力発電すると廃熱、送電ロスなどでエネルギーの六三％が失われます。結局三七％に目減りする。オール電化はあまりにバカバカしすぎます。

▼**スマートメーターで鼻血**：これは各家庭の使用電力を無線で送信する新しい装置です。

電力会社は設置を進めています。ところが「スマートメーターを付けたら四〇分おきに鼻血が出るようになった」という被害があります。メーターは四〇分おきに、使用量を電波送信するからです。玄関先のスマートメーターに近付くとめまいがする。そんな苦情が多い。それだけ有害電磁波が強い。だから、絶対に拒否すべき。後で後悔する前に……。

第5章　身のまわりに気をつけよう

思わぬところに
ホットスポット
気づかなければ
命がちぢむ――

ホットカーペット

冬はホットカーペットで下から暖まってありがたいのですが……

●最凶の〝発ガン〟マットです

＊四ミリガウス超で子どもの脳しゅよう一〇・六倍、白血病四・七三倍

おたくのホットカーペットは、すぐに処分すべきです。

その上で昼寝などトンデモナイ。それは、史上最悪といってよい発ガン商品なのです。

マット面からは三〇〇ミリガウス超の強力な電磁波が常に出ています。

電磁波は、発生源からはなれるほど弱くなります。しかし、ホットカーペットに寝ると、全身が三〇〇ミリガウス以上の強烈電磁波に、モロに被ばくしてしまう。

それが、どれだけ恐ろしいか……。

グラフ5-1を見てください。これは、文部科学省が約二〇億円の予算で実施した電磁波の被害調査です。実施したのは国立環境研究所。主任研究員、兜（かぶと）氏の名前から「兜論文」と呼ばれています。国際的にも疫学調査として完璧と評価されている研究です。

●ショック！子どもの脳しゅよう10.6倍、白血病4.7倍

グラフ5－1

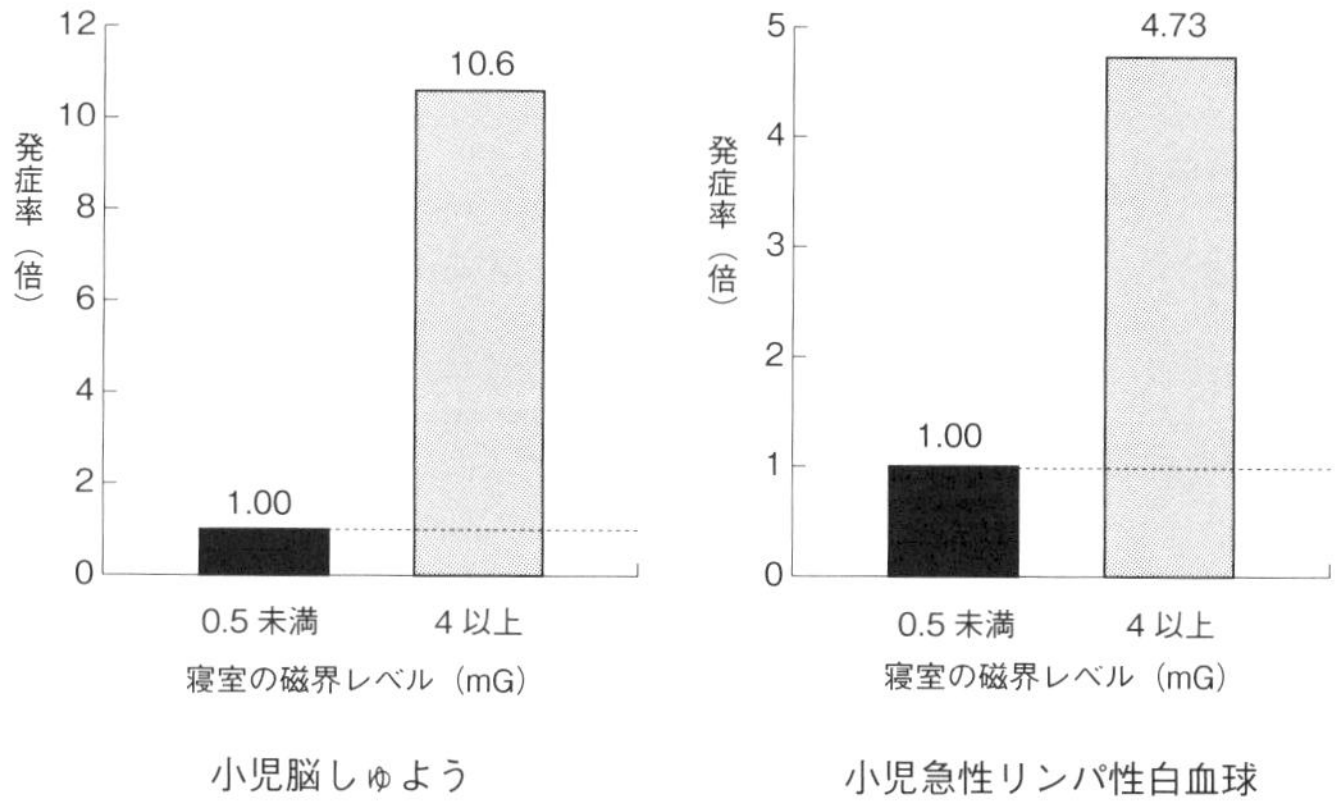

出典：国立環境研究所、兜論文より

これは子どもの「脳しゅよう」と「白血病」の発生率と、電磁波被ばく量を調査した結果です。調べたのは「寝室の磁界レベル」。一日で最も長くいるのが寝室だからです。

さて寝室の「磁界」が〇・五ミリガウス以下での「脳しゅよう」発生率を一・〇とすると、四ミリガウス以上では、子どもの脳しゅようが、なんと一〇・六倍も激増しているのです。また白血病も四ミリガウス以上では四・七三倍に急増しています。

わずか四ミリガウスを超えただけで、これだけ子どものガン、白血病が多発するのです。ホットカーペットは三〇〇ミリガウス超の強力な電磁波を発生しています。

＊脳しゅよう八〇〇倍!? 白血病三五五倍!?

被害は被ばくした電磁波強度に比例します。

●電気毛布を長く使うほど胎児に先天異常が増える

グラフ5－2

＊95％信頼範囲

電気毛布の使用状況	増加率（倍）
1～59時間使用	1.9
60時間以上使用	6.2
妊娠初期3か月に使用	10.0

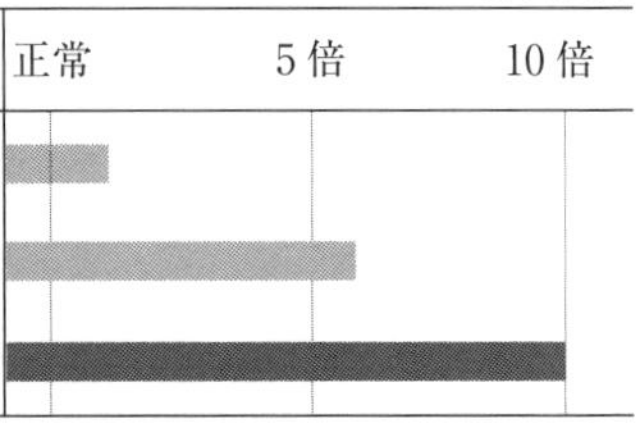

出典：『エピデミオロジー』1995年9月、デクン・リー論文

ホットカーペット強度は四ミリガウスの七五倍。単純計算でも、脳しゅようは約八〇〇倍という驚天動地の危険率になります。白血病は三五五倍です。八時間もホットカーペットで寝ることは考えられませんから、これら数値も差し引いて考えるべきでしょうが、それでも仰天の発ガンリスクです。

＊妊娠初期（三か月）の使用で異常児一〇倍！

グラフ5－2は、電気毛布を妊婦が使用した場合の、胎児の先天異常出現リスクです。のべ一～五九時間、電気毛布を使用した妊婦は、使用していない妊婦にくらべて先天異常児の出現率は一・九倍に増えています。さらに六〇時間以上、電気毛布で寝ると異常児出産は六・二倍もの激増ぶりです。さらに恐怖は、妊婦が妊娠初期（三か月）に電気毛布を使用した場合です。なんと、異常児の出産は一〇倍に激増しています。

妊娠中に電気毛布を使っていた母親から産まれた子どもは、脳しゅよう二・五倍、白血病一・七倍も発症しています。妊娠初期に使用すると脳しゅようは四倍もの高率です（米、九〇年報告）。

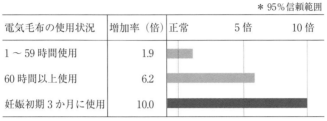

電気毛布をつかった母親は泌尿器異常の赤ちゃんの出産リスクが四倍、妊娠初期では、やはり一〇倍に激増する、という研究報告もあります。

電気毛布もやはり三〇〇ミリガウス超の有害電磁波を出しています。やはり、肌からはなすことはできません。ホットカーペットとの違いは上からかけるか、下にしくかの違いだけです。同じ悲劇は、ホットカーペットでも起きます。

つまり、妊婦がホットカーペットで昼寝するなどは、狂気の沙汰です。子どもと添い寝などは論外です。その子の将来の脳しゅよう、白血病のリスクはケタ外れにはねあがるのです。

＊川端康成を自殺させた電気毛布の電磁波

ちなみに電気毛布は、精神も狂わせます。有名なエピソードは、ノーベル賞作家、川端康成氏の自殺です。ガス管をくわえての自殺は、世界中に衝撃を与えました。その理由を、主治医が公表しています。なんと、文豪の自殺の元凶は愛用していた電気毛布だった、というのです。「電気毛布から出る強力な電磁波で、脳からのセロトニン分泌が阻害され、文豪は老人性うつ病にかかり、自殺に走った」という。それは、高圧線の近くで自殺が四〇％も多いなどといった研究からも裏づけられます。

＊「電場」「磁場」除去！　エレクトロラックス製マット

ホットカーペットについては、ひとつ希望があります。スウェーデンのエレクトロラックス製の電気マットは、「電場」「磁場」ともにほぼ完璧にカットされた世界オンリーワンの安全マットです。二平方メートルで三万円もしない。わたしも愛用して快適です。

日本で「電磁波カット」をうたったホットカーペットも売られています。しかし、それは「磁場」のみをカットしただけ。危険な「電場」は野放し。だから、「電磁波カット」のうたい文句は不当表示になります。このスウェーデン製マットは、次の申し込み先で購入することができます。

■問い合わせ：㈱レジナ、電話０４７－３２５－７７３９（平日の九時〜一八時）

クルマは？

自動車も電磁波を出すそうですがどれくらいアブナイですか？

●一〇〇ミリガウス突破はザラです

＊ガソリン車もハイブリッド車も危ない発生源

自動車は、意外な電磁波発生源です。

スウェーデンの自動車専門誌の調査では、ボルボ・V70のステーション・ワゴンの運転席で、なんと最大一八〇ミリガウスも検出されています。ベスト・セラーのトヨタ・プリウスも「後部席で一〇ミリガウスあった」という報告もあります。

家電製品の〝安全基準〟が一ミリガウスです。それに比べれば、クルマはケタ外れに危険な電磁波発生源なのです。

ハイブリッド車も普通のガソリン車も、ばらつきはあっても、強い電磁波を出している。自動車はエンジンで発電機（ダイナモ）を回しています。そこから、車全体に電気を供給しています。だから、各所で電磁波が検出されるのです。

図5-3は、じっさいに普通乗用車（図A）と高級乗用車（図B）の二種、各部の電磁波を測定した結果です（単位：mG）。

アイドリング時でも両足元は二五～三五ミリガウスと電磁波被ばくは強い。さらに、エンジン回転数を上げると膝もとまで一〇〇ミリガウス以上に、はねあがる（図A）。

これは、電磁波発生源がエンジンルームの「オルタネーター」（変圧器）によるものと考えられます。だから、近くの足もとほど、電磁波を強く浴びるのです。

運転者の電磁波被ばくを減らすには「変圧器」を運転席から遠くに離すことで解決します。しかし、政府が「電磁波は安全でアル」と勝手なデマをばらまいているため、産業界も電磁波問題には、無知のままです。「変圧器」を遠くにはなす。これくらい、すぐにできることです。

＊高級車のほうが電磁波を五～一〇倍も発生する

図Aと図Bをくらべると、皮肉な結果にあきれます。

普通車より高級車のほうが、電磁波被ばく量は多い！　アイドリング時でも四～五倍の電磁波被ばくです。とうぜん運転席、助手席は危ない。さらに後部座席が一〇～三五ミリガウスと普通車の一〇倍以上の被ばく量になっています。ケタ外れなのが右側後部座席の一〇〇ミリガウス以上！　これはサスペンションなど自動制御装置が〝完備〟しているため。電磁波被ばくまで〝完備〟してしまったのです。

図5－3　普通乗用車（図A）と高級乗用車（図B）の各部の電磁波

●外部ボンネット上は全て100mG以上

エンジンルームのオルタネーターが電磁波発生の主な原因であると考えられる。近い足元ほど、電磁波の影響を大きく受ける。(㈱プリオ測定)

A　普通車の運転席

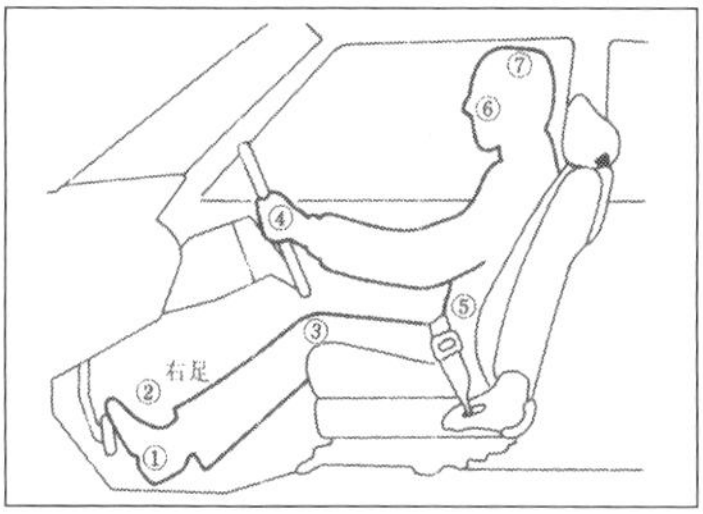

測定箇所	電磁波（mG）		
	アイドリング時	2000rpm/m	3000rpm/m
①左足	35	100以上	100以上
②右足	25	100以上	100以上
③膝	13	100以上	100以上
④手	7	20	25
⑤腹	1	3	4
⑥顔	0.8	1.5	2
⑦頭	0.6	1.5	2

●アイドリング時に電磁波測定

運転席、助手席だけでなく後部座席も（特に右側）強い電磁波が出ている

B　高級乗用車の室内

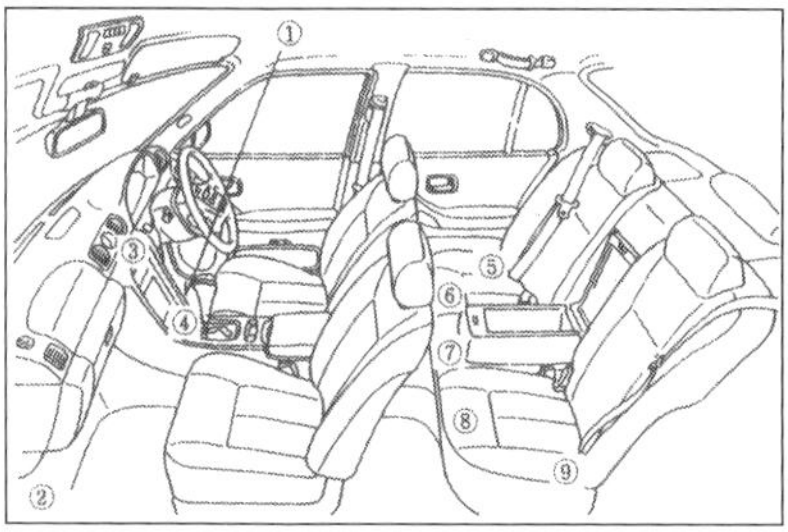

測定箇所	電磁波
①アクセル部	100mG以上
②助手席左足元	100mG以上
③ギアシフト部	25mG
④フロントボックス中央	10mG
⑤右後部席右後	100mG以上
⑥右後部席前中央	35mG
⑦後部席前中央	10mG
⑧左後部席前中央	10mG
⑨左後部席左後	25mG

出典：㈱プリオ測定資料より

＊タイヤも意外な電磁波発生源だった！

さらに、自動車の意外な電磁波発生源があります。タイヤです。タイヤの中には強度を上げるため多層に針金で補強されています。その針金が高速回転することで、強い電磁波を発生しているという。だから、タイヤのある側やタイヤの上の座席では、電磁波被ばく量も多くなるのです。

タイヤも室内からできるだけ離した自動車デザインが、これから工夫されるべきでしょう。しかし、自動車産業のエンジニアたちは、電磁波の有害性に関する知識はまったくゼロです！こうして、クルマもユーザー・フレンドリーとはまったく無縁の設計、開発が今も進められているのです。

車を買うときは、電磁波測定、ガウスメーター（二六〇ページ参照）を必ず持ち込みましょう。試運転のときなど、各所の電磁波を測定します。とくに、子どもを乗せる席は慎重に測りましょう。

アルツハイマー七倍

電磁波が痴呆症などのひきがねになることは、あるんですか？

●電動ミシンの仕立屋に七・三倍増！

＊一日中、電動モーターで仕事を続けたため

「洋裁業の女性のアルツハイマー病発症率は、通常の七・三倍にたっしていた」（九四年、南カリフォルニア大、ノーベル教授）

まさに、突出した発病率というしかない。このミステリーを解くカギは電動ミシンです。仕立て業は一日、電動ミシンに向かって仕事をしています。そして、モーターからは強い電磁波が発生しています。洋裁業の女性は、一日中、その有害電磁波を浴びつづけている。この衝撃報告は、九四年七月、アメリカ、ミネアポリス市での「第四回・アルツハイマー病と関連障害」国際会議で発表され、大きな反響を呼びました。

ノーベル教授はカリフォルニア州とフィンランドで、アルツハイマー患者三八六人を対象に徹底的な疫学調査を実施。職業別では、仕立て屋、大工、電気技師、鉄道工……など。さらに職場での電磁波被ばく量も測定し「低」「中」「高」レベルに分類した。その結果、職場での被ばく量が「中」「高」レベルでは、アルツハイマーは平均約三倍もの増加率を示した。

「女性にかぎると三・七倍にリスクは高まります」（同博士）

＊電磁波によるカルシウム流出が脳を〝石化〟？

この研究を受けて、権威ある医学雑誌『メディカル・トリビューン』誌（九四年一〇月六日）も、ノーベル博士の研究を詳細にリポートしています。発病メカニズムについて「電磁波が（脳の神経組織）ニューロン内のカルシウム・イオンのチャンネルに悪影響を与えるかもしれない。未知のメカニズムで、過剰なカルシウムが脳内に入り込み、脳の細胞を殺してしまうようだ」（D・ゴーブロウ博士）。

神経細胞に電磁波照射すると、カルシウムが流出する。それは、数多くの実験で立証されています。脳細胞からのカルシウム流出は、それ自体が脳細胞の〝破壊〟を意味します。さらに、流出した過剰カルシウムは脳細胞の代謝や活動を阻害することも確実です。

細胞にカルシウムが沈着する現象を〝石化〟といいます。文字通り、細胞が石のように固くなって死滅する。こうして、脳はダメージを受けて、崩壊、萎縮していくのでしょう。

＊送電線やマイクロ波でも発病する

高圧送電線からの電磁波もアルツハイマーを増加させることが立証されています。

「五年間、高圧線から五〇メートル以内に住んでいた住民がアルツハイマーにより死亡するリスクは、送電線から六〇〇メートル以上遠くに住んでいた人より、一・五倍高い。一〇年住むとリスクは一・七八倍、さらに一五年後では二倍となった」（〇五年、スイス、ベルン大、M・エッガー博士）

これはスイス国内四七〇〇万人も対象にした大がかりな疫学調査で解明された結果です。

また、アルツハイマー発症に電磁波の周波数は無関係であることも、次の報告でもわかります。

「チンパンジーに、低レベルのマイクロ波をあてると、アルツハイマー病と同じような症状をしめした。解剖した結果、脳にまちがいなくアルツハイマー特有の病理学的変化が確認された」（米、S・コスロフ博士）

＊治療法はない。全身衰弱で死亡する

アルツハイマー病とは、じつに深刻な病気です。

ドイツの神経病学者アルツハイマー博士が初めて報告したことから、この名前で呼ばれています。

「認知症の一型。初老期に始まり、記憶力の減退、知能の低下、高度な感情の鈍磨、欲望の自制不全……気分の異常、被害妄想などがある」（『広辞苑』）

いわゆる痴呆状態が進行するのです。そして、決定的な治療法は、存在しない……。

「……やがて、高度の認知障害におちいり、全身衰弱で死亡する」とは悲しく、恐ろしい。その解剖学的な特徴は「脳の広範囲で萎縮と特異な変成がみられる」。

レントゲン撮影すると脳全体が異様に縮んでいます。つまり、脳全体が破壊、萎縮していくのです。アルツハイマーの患者の脳にはアルミが蓄積されていることも、確認されています。アルミは有毒な重金属です。アルツハイマー病は、有害電磁波や、有毒金属アルミニウム、さらにカルシウム蓄積などの〝複合汚染〟で発症するのでしょう。

近年、患者が激増しているのは、これら〝汚染〟が急増しているからだと思えます。

「オールアース住宅」

電磁波過敏症なので、安心して暮らせる住宅が欲しいのです

●オールアースの家がおすすめです

＊屋内一〇〇〇メートルの配電線から電磁波が襲う

アースをとることで、電磁波被ばくを激減させる家。そんな、健康住宅を普及させようとしている専門家集団がいます。この「オールアース住宅」を提唱しているのが㈱レジナです。

同社は、七八年以前の住宅と、〇三年の住宅を比較しています。

▼分電盤の回路数：六回線→二三回線（四倍弱）

▼屋内配線の量（長さ）：一五〇〇メートル→九五〇〇メートル（六倍強）

▼コンセント数：一六箇所→四二箇所（三倍）

▼照明の数：一六箇所→四二箇所（二・六倍）

つまり、わたしたち日本人の暮らしは、二五年間で、これだけ〝電気漬け〟になっているのです。しかし、ふつうの一戸建てで、屋内配線の総延長が約一〇〇〇メートルもあることにお

どろきます。その床や壁の中の配電線からは、交流電磁波が発生しています。さらにパソコンやゲーム機などに触れていると交流「電場」の悪影響を受けやすい。これら電磁場の影響をさける工夫のひとつが、アースをとることなのです。

＊アースで危険性は五〇分の一に激減

たとえば、アースをとっていないパソコンの「電場」は七五〇ミリボルト（ｍＶ）もあります。二〇ミリボルトで小児白血病が約二・七倍も激増しているのです。その三八倍……。ぞっとする値です。それがアースをとった瞬間に一一ミリボルトに激減する（図5-4上）。アースをしていない普通の日本家屋では三五〇ミリボルトもの「電場」があります。ところが、アース施工をして「オールアース住宅」にすると八ミリボルトと有害「電場」は約五〇分の一に激減するのです。

アース先進国はドイツです。屋内の「電場」一〇ミリボルト以上で「問題あり」としています。一〇〇〇ミリボルト以上は「非常に危険」と警告しています。そんな住宅は日本ではザラなのです。

この「オールアース住宅」施工の費用は、新築なら約五〇万円です。家族の生命がかかっていると思えば、安いものでしょう。

●アースをとると有害「電場」は激減する

図５－４

パソコンから発生している磁場の発生量の比較

（単位：v/m）

アースを取っていないパソコンの数値	アースを取ったパソコンの数値
750 →	11

＊表記の数値はテレビ端子に同軸ケーブルを接続していない状態のパソコンの平均的な数値です。

オールアース住宅　電場の発生比較

（単位：v/m）

施行していない場所の数値	オールアース竣工後の数値
350 →	8

＊表記の数値はオールアース住宅にて同じ場所かつ同一の環境条件で調査した結果です。

オールアース住宅

（単位：v/m）

「電場」の野ばなし	25V/m 以下

＊電場とは交流電場を指し、極低周波（5Hz ～ 2kHz）の範囲の周波数帯を意味しています。
＊このガイドラインを私たちはセーフティーガイドラインとして採用しています。

出典：㈱レジナ測定資料より

＊「電場」被害と火災防止で日本も三口コンセントへ

じつは〇六年から、日本政府も「アースをとれ」と密かに業界に指示を出している。それを受けて㈱松下電工の「内線規定」が三口コンセントに改定されています。つまり、欧米なみに、これから新築は三口コンセントが、ようやくあたりまえとなる。政府を動かしたのは「電場」による健康被害のほか、火災防止の目的もあります。じつは日本の火災原因の四割がコンセントからの出火というから驚きです。

日本のコンセントはアースされていない。だから、化繊クズなどが静電気で引き寄せられてコンセントに溜まり、そこで放電して火災になる……というわけです。

＊ダブル・ブレーカーのすすめ

屋内配線からも電磁波が出ています。屋内配線の長さは一戸あたり平均一キロ！

その電磁波の配線系統を二つのブレーカーで分けコントロールするのです。

家の中には絶対切ってはいけない配線があります。まず冷蔵庫やパソコンがそうです。いっぽうで洗濯機や照明器具、テレビなどは外出、就寝時には切っても問題なし。

このように屋内配線を二系統に分ける。

そして、「切ってよい」ブレーカーを寝室と玄関に付けます。とくに寝ているときに壁内など配線から出る電磁波の影響を受けます。

とりわけ、「電場」は盲点です。電気器具を使っていなくても配線から放射されています。それは白血病を四・七倍も増やすほど有害です。

ある男性は止まらない鼻血で悩んでいた。その原因は万年床の下を通っていた延長コードでした。コードをよけたら鼻血はピタリ止まった。

あるクリニックでは、自然災害で周辺が停電になったら、患者が激減した。屋内配線が不調、不眠の原因だった！

屋外テントでは不思議なほどに熟睡できます。これも、家庭内の電磁波から逃れるからです。異常電場を浴び続けると鼻血の他、ダルさ、疲れなどの症状にみまわれます。

そんなときは、裸足で土の上にたつと、いっぺんで楽になります。身体にたまった電気がアースされて抜けたのです。

殺人オフィス

ふつうのオフィスビルの事務所なら
電磁波の問題は安心では?

●ガン一五倍多発の職場も!

＊ベテラン職員ほど九・三倍〜一五・一倍も発ガン

変電所などの職場なら、電磁波被ばくが気になります。

しかし、ふつうのオフィスなら、だれひとり電磁波の害など気にしません。

ところが、そんな事務所で、職員にガンが九〜一五倍も激増していたのです。

アメリカのオフィス街で発覚した悲劇です。しかし、ガン異常多発は、ミステリーです(グラフ5-5)。

勤務年数が二年以下の職員(二五三名)の発ガン率を一・〇とすると、二〜五年勤務の職員(八二名)の発ガン率は九・三倍にはねあがっています。

そして、悲劇は五〜一五年も勤務し続けたベテラン職員たち。なんと、その発ガン率は一五・一倍と恐怖の倍率にたっしている……。

●「安全」なはずの職場オフィスで9〜15倍も多発

グラフ5‐5　男女比率による増加傾向の分析。1980〜1994年の間の雇用職員に対するガン患者の比較・対象研究結果

雇用年数	対象数	発ガン率
<2	253名	1.0倍
2〜5	82名	9.3倍
5〜15	67名	15.1倍

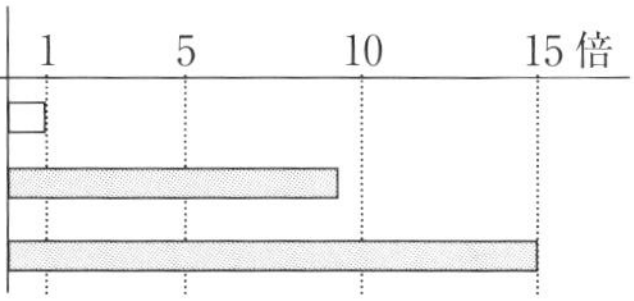

出典：『続あぶない電磁波！』（三一新書）

＊九〇〜一九〇ミリガウス！　殺人レベルの電磁波被ばく

この現実に、研究チームの学者たちは凍り付きました。

このどこにでもある職場を〝悲劇のオフィス〟にした犯人も、すぐにつきとめられました。

有害電磁波による被ばくです。

オフィスは一四階建ビルの一階。建設は七九年。四一〇人の事務スタッフが働いていた。

まず、研究者たちは事務所の電磁波を測って腰をぬかした。

床面で一九〇ミリガウス。床上約一・二メートルで九〇ミリガウス……という仰天の値。これは、一〇〇万ボルト送電線の直下とひとしい値。その電磁波被ばくの凄まじさがわかります。

居住地域の〝安全基準〟は〇・一ミリガウス。

最悪、その一九〇〇倍！「室内で一〇ミリガウスを超えたら、引っ越せ」というベッカー博士の警告を思い出してください。

殺人レベルの有害電磁波の発生源は、地下一階の変電室でした。

そこには一二キロワットの変圧器が三基も並列して設置してあり、常時、強烈な電磁波を放射しつづけていたのです。

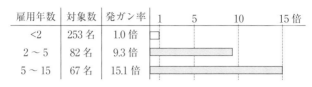

電磁波にとって鉄筋コンクリート床など、無きにひとしい。

そして……職員は、足下から殺人電磁波が常に攻撃していることなど、まったく知らなかった。

＊神経しゅよう、リンパ腫、黒色肉腫、盲腸ガン……

その代償はあまりに悲しい。事務スタッフにガンが恐るべき高率で多発していた。

それは、神経しゅよう、リンパ腫、黒色肉腫、盲腸ガン、こう丸ガン、乳ガン、結腸ガン……など。勤務年月が長いベテランほど多発していた。

有害電磁波の「被害」は「強度」×「時間」によって蓄積されるからです。

このような殺人オフィスが、合法的に建てられていることが信じられない。

しかし、それが世界の建築界の〝常識〟なのです。

変電設備を地下室に設置している。そんなビルはゴロゴロあります。ということは、このような〝殺人オフィス〟も、世界中にゴロゴロある!!

まずは、自分が働く職場の電磁波を、測ってみることをおすすします。

少なくとも居住地域ガイドライン〇・一ミリガウスを超えるようだったら、雇用主に改善を要求すべきでしょう。その根拠として、本書をしめすことです。

＊事務オフィスも電磁波被害と無縁ではなかった

「多くのビル内に、変電設備があり、このオフィスの磁場被ばく例は、かなり一般的といえる。しかし、このオフィスのような被ばく例は、電気労働者のように『被ばくする職種』と異なり『被ばくしない職種』に分類されている。そして、両者のガン発生率が比較される。このような〝まちがった〟被ばく分析は、電磁波によるガンの危険性を過少評価させてしまう」

これは、この悲劇のオフィスをリポートした『アメリカン・ジャーナル・オブ・インダストリアル・メディスン』（九六年No.30）の論評。まさに、電磁波研究の盲点をついています。

事務労働の職場は、電磁波被ばくとは無関係と、研究者ですら信じていたのです。

それが最悪一五倍もガンを多発させていた……。

殺人電磁波の恐怖は、身のまわり、どこに潜んでいるかわからない……。

職場があぶない！

就職するとき電磁波が危ない職場はありますか？

●発電所の白血病死は三八倍です

＊電磁波被ばくする仕事はパスしよう

就職するときの大きな盲点があります。

それは、職場で被ばくする電磁波の恐怖です。

働く現場では、勤務時間中は、いやがおうでも、持ち場をはなれることができません。その場所が、有害電磁波に被ばくする位置だったら悲劇です。勤務時間の最低八時間は、ガンや白血病の原因となる有害電磁波を浴びっぱなしになるからです。

これはオーバーな警告でも、なんでもありません。

まず、あなたの職場を、電磁波測定器（ガウスメーター等）で測ってみましょう。**三ミリガウスを超えたら、「あなたの白血病にかかるリスクは三倍」**です（一六九職種平均）（グラフ5－6、⑪）。

住まいと職場が、共に二ミリガウス以上だったらどうでしょう？

なんと**白血病は六・三倍**（グラフ5-6、⑭）！

電磁波が子ども、大人を問わず、白血病の大きな発生源であることがわかります。

とにかく、電磁波被ばくする仕事には、つかない。これが命を守る第一歩です。

「知らなかった」と後で悔やんでも遅いのです。

＊発電所職員に脳腫瘍一二倍、白血病三八倍の衝撃

グラフ5-6をじっくり見てください。これは、電磁波を被ばくしやすい職場のガンなどの発病率の一覧です。

①**軍人**：レーダーや無線通信などでマイクロ波を被ばくしやすい。すると、悪性しゅよう三倍、リンパしゅようが七倍も多発するのです。

②**ミシン内職**：ミシンの電動モーターから強い電磁波が出ています。これは、縫製の内職をする母親から生まれた子どもの悲劇です。なんと通常の五・七八倍も白血病にかかるのです。

わが子のために必死で内職したことが、わが子の悲劇につながった。なんという悲しい結末でしょう。ここでも知らない、知らされない悔しさがあります。

③**電気技師の子ども**：父親が電気技師だと、生まれた子どもの神経芽しゅようは一一・七五倍に激増する。

●職場がアブナイ！　労働者の被ばくと悲劇はケタはずれ

グラフ５－６

職種	研究者／年度／国名	病名	発病率増加(倍)
①軍人（マイクロ波被ばく）	ジバギルスキー／88／ポーランド	悪性腫瘍 リンパ腫瘍	3倍 7倍
②ミシンの内職（生まれた子どもを調査）	リバード／95／カナダ	白血病	5.78倍
③電気技師の子ども	スピッツ／85／米国	神経腫瘍	11.75倍
④レーダー操作の軍人	94／ポーランド	白血病 リンパ腫瘍	8.8倍 8.8倍
⑤高周波治療士	ラルセン／91／スウェーデン	＊女児誕生率	7倍
⑥電気商など テレビ、ラジオ関係	デマー／91／米国	乳ガン 乳ガン	6倍 2.9倍
⑦電力会社（パルス電磁場）	94／カナダ	肺ガン	16.6倍
⑧電力会社	パリス／96／米国	自殺	2.76倍
⑨ミシン作業（女性）	94／米国	アルツハイマー	7.3倍
⑩電力会社	94／カナダ	脳腫瘍 急性白血病（退職者を含む）	12倍 38倍
⑪169職種（3mG～）	フレデリュース／スウェーデン	白血病	3倍
⑫一般職（2mG～）	フェイチング／96／スウェーデン	痴呆症アルツハイマー	8倍
⑬事務職（地下変電所より被ばく）	ミルハム／96／米国	ガン	15.1倍
⑭住居・職場（2mG～）	フェイチング／96／スウェーデン	急性白血病	6.3倍

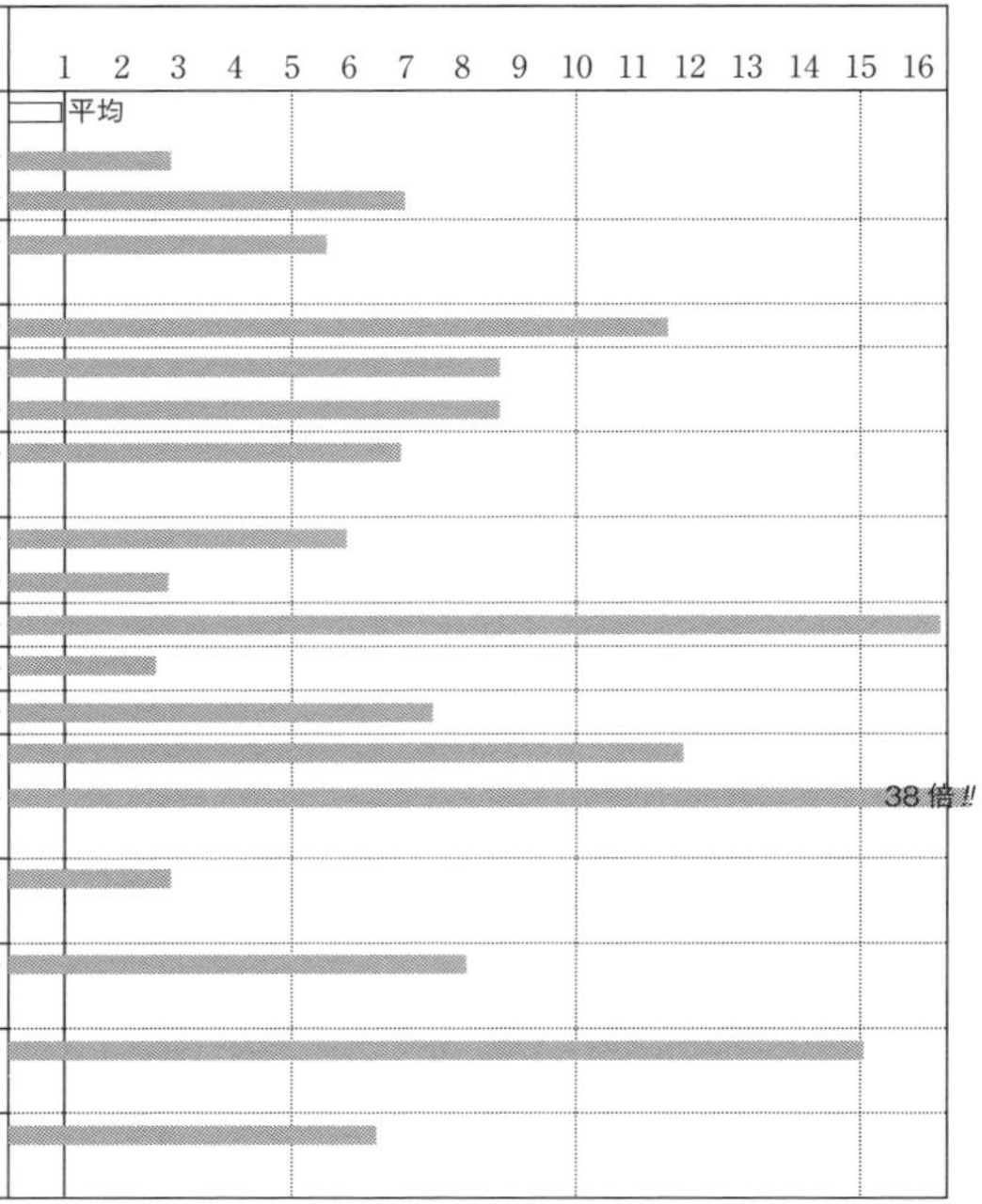

出典：『続あぶない電磁波！』（三一新書）

④**レーダー操作員の軍人**：レーダーは強力マイクロ波の照射装置。操作員も被ばくし、白血病、悪性リンパ腫などの発生率は、ともに八・八倍という高率になります。レーダー操作は拒否するか退職をおすすめします。

⑤**高周波治療士**：医療現場でも電磁波が使われています。それで、治療士が被ばくして異変が起こっています。それは女児出産が七倍に増えることです。これは、潜在的な電磁波の危険性をしめします。

⑥**電器商**：いわゆる家電販売店の店員です。男女を問わず乳ガンが二・九〜六倍。じつに不気味です。他のガンも気になります。

⑦**電力会社**：特殊なパルス電磁波に被ばくする職場の労働者は、肺ガンが一六・六倍も多発しています。そのような殺人現場は、拒否すべきです。

⑧**電力会社**：この〝悪影響〟は深刻です。勤務する職員に自殺が二・七八倍も増えています。高圧線付近に住む住人ですら一・四倍です。発電所、変電所などからの電磁波の悪影響でしょう。

⑨**ミシン作業（女性）**：ミシン電動モーターからの電磁波被ばくでアルツハイマー痴ほう症に七・三倍もかかっている。

⑩**電力会社**：これは発電所勤務の労働者を退職後も追跡調査したもの。その結果は驚愕的。まず脳しゅようが一二倍。これだけでもショックなのに、急性白血病が三八倍も発生している。

悪夢のような発病率です。電力施設で被ばくする電磁波強度の凄まじさがわかります。

⑪一六九職種（3ミリガウス〜）：これは三ミリガウス以上、被ばくする一六九職種の平均。大人でも白血病を三倍も発病しています。

⑫一般職（2ミリガウス〜）：二ミリガウス以上被ばくする事務職を調査したもの。「痴呆症」「アルツハイマー」あわせて八倍という高率の発病率です。

わずか二ミリガウスという低い数値でも、これだけアルツハイマー等の痴呆になるのです。これら、患者は知らずに電磁波を浴びつづけてきた可能性が高い。

⑬事務職：これは本書でふれた「殺人オフィス」の悲劇です。ベテラン職員が一五倍強もガンに倒れました。まさに、「知らぬが悲劇」の典型です。

⑭住居・職場（2ミリガウス〜）：住まい・職場が共に二ミリガウスを越えただけで急性白血病が六・三倍の激増する。二四時間、被ばくするからです。

白血病の発病要因として、電磁波被ばくは、最悪、最大の元凶となっているようです。

ホットスポットに注意！

暮らしの中で気をつける
電磁波の発生源は？

●「切る」「離れる」「短め」に……

＊案外気づかない物から有害電磁波が出ている

身のまわりには、意外なところに電磁波発生源が、ひそんでいます。電源を切ればとうぜん電磁波はゼロ。さらに「離れる」ことでリスクも急減します。つかう時間を「短め」にする。むやみに不安がることはありません。ちょっとした注意でかしこく暮らしましょう。

▼ACアダプター：部屋の中にゴロゴロあるはず。これは交流（AC）を直流（DC）に一〇〇ボルトを低電圧に変えて電気製品を動かします。いわば小さな黒い〝変電所〟。ガウスメーターで測ると一〇〇ミリガウスを突破。危険な電磁波発生源です。体から一メートル以上はなすと安全です。とくに寝室の枕元にはアダプタを絶対近づけないことです。

▼**配電線**：二階、三階で窓を開けたら目前に電信柱から電線が走っている。これは危険です。とくに三本平行の電線は最悪。四メートルはなれて約四ミリガウス。しかし、これを三編みにした配電線なら〇・二ミリガウス！　電磁波が激減するのは磁力線同士で打ち消しあうため。窓近くに三本電線が走っていたら電力会社に三つ編み線に変えてもらいましょう。

▼**ヘア・アイロン**：髪をセットするときにつかいます。これが危ない。電気製品の小児白血病・相対危険度で一位です。①カーリング・アイロン：三・五六、②電気毛布：二・六三、③テレビゲーム：二・三六、④ヘア・ドライヤー：一・五四、⑤電子レンジ：一・三〇の順でした（『マイクロ・ウェーブ・ニュース』九八年五・六参照）。

ヘア・アイロンは強烈電磁波を発生します。それを頭の近くにもってくる。危険です。

▼**ヘアドライヤー**：これも同じ理由です。温度を低めにしましょう。美容師に乳ガンが多いのは、胸元でドライヤーを一日中つかうからといわれています。

▼**電気こたつ**：やはりなかは二〇ミリガウス前後の危険レベルです。とくにファン式が危ない。一ミリガウスになる距離は約七〇㎝。こたつから出てしまうしかない。中でうたた寝はヤバイ。男性は睾丸が危険レベルの電磁波に直撃されます。掘りごたつにして熱源をはなせば、なんとかクリアできそうです。

▼**電気カミソリ**：刃先三センチで一万五〇〇〇ミリガウス！　内臓モーターが発生する電磁波は危険レベル。「ホクロを刺激して悪性ガンの黒色肉腫に変化させるおそれがある」（ベッカー

博士）。安全剃刀《かみそり》をおすすめ。最近の三～五枚刃は切れ味抜群です。

▼**ハンドミキサー**：一〇センチの位置で一五〇ミリガウス。五〇センチで三・六ミリガウス。一ミリガウスになる距離は一メートル！　そんな手の長い人はいない。つかうなら手早く！

▼**電子レンジ**：一ミリガウスになる一・二メートルは、はなれること。それより「調理した食材すべてに発ガン物質が発生する」（スイス、ヘルテル博士）とは！　さらに「食べた人全員に血液異常などが生じる」という。使用はできるだけひかえましょう。

▼**蛍光灯**：一〇〇ミリガウスと強い電磁波を出しています。五〇センチで四ミリガウス。卓上蛍光灯は危険ですね。まず眼がやられて視力が落ちていきます。ＬＥＤスタンドのほうがおすすめです。

▼**ＭＲＩ診断装置**：しくみは、まず人体に電磁波をあてます。すると水素などの原子に磁気共鳴を起こすので、それから放出される情報をコンピュータにより映像化する診断装置です。「Ｘ線など有害放射線を使わないから安心」とかんちがいしているひともいます。人体にモロに有害電磁波を浴びせる。まさに、危険極まりない。よほどのとき以外は拒否すべし。ちなみにＣＴ診断も日本人のガン患者の一割はＣＴ検査のＸ線被ばくが原因といわれます。ＰＥＴ検診は誤診率八五％のペテン検診でした。

▼**電磁治療器**：マイクロ波による温熱治療器は、有害マイクロ波の被ばくが危険すぎます。体に不自然な電磁波をあてると、その悪影響のデメリットが強く出ます。

▼タイヤ：時速四〇キロで、一〇センチ離れた位置で一二〇ミリガウス！　五〜一二〇ヘルツと人体にいちばん影響する周波数なので心配です。タイヤ補強のスチールワイヤーが回転し電磁波を発生させる。スチールから脱磁する（磁力を抜く）かステンレスワイヤーに変えるしか手はありません。

▼リニア新幹線：これは、まだ未体験の世界です。

しかし、リニア超特急の乗客は一万〜四万ミリガウスの電磁波に被ばくします。〝安全基準〟の一万〜四万倍！　まさに発ガン超特急。その事実を知ったら乗客は確実にゼロになります。まさに、一〇兆円をドブに捨てる〝夢のプロジェクト〟……！

このプロジェクトの狂気の暴走も信じられない。

測ってみよう

近くの高圧線や中継タワーが不安です。どうしましょう？

●電磁波を測る。それが第一歩です

＊できたら一家に一台欲しい「測定器」

「それは気のせいですよ」

電磁波の苦情を、会社がわにいう。すると、必ずこんな答えが返ってきます。

そこで、こちらは感情的になってしまいます。まずは、相手に電磁波を測らせ、その数値をあきらかにさせます。頭の上の送電線が不安なら電力会社。中継タワーで体調が悪いなら携帯電話会社。タワーには所有会社名と連絡先が書かれています。業者がやってきて電磁波を測ってくれても安心できません。送電線や中継タワーは、電波の強いとき、弱いときがあるからです。わざと電磁波の一番弱いときにやってきて測定し、「こんなに低い値です。安心ですよ」で終わることもあります。

●団地やマンション自治会で１台は常備しましょう

写真５－７　高周波数測定メーター

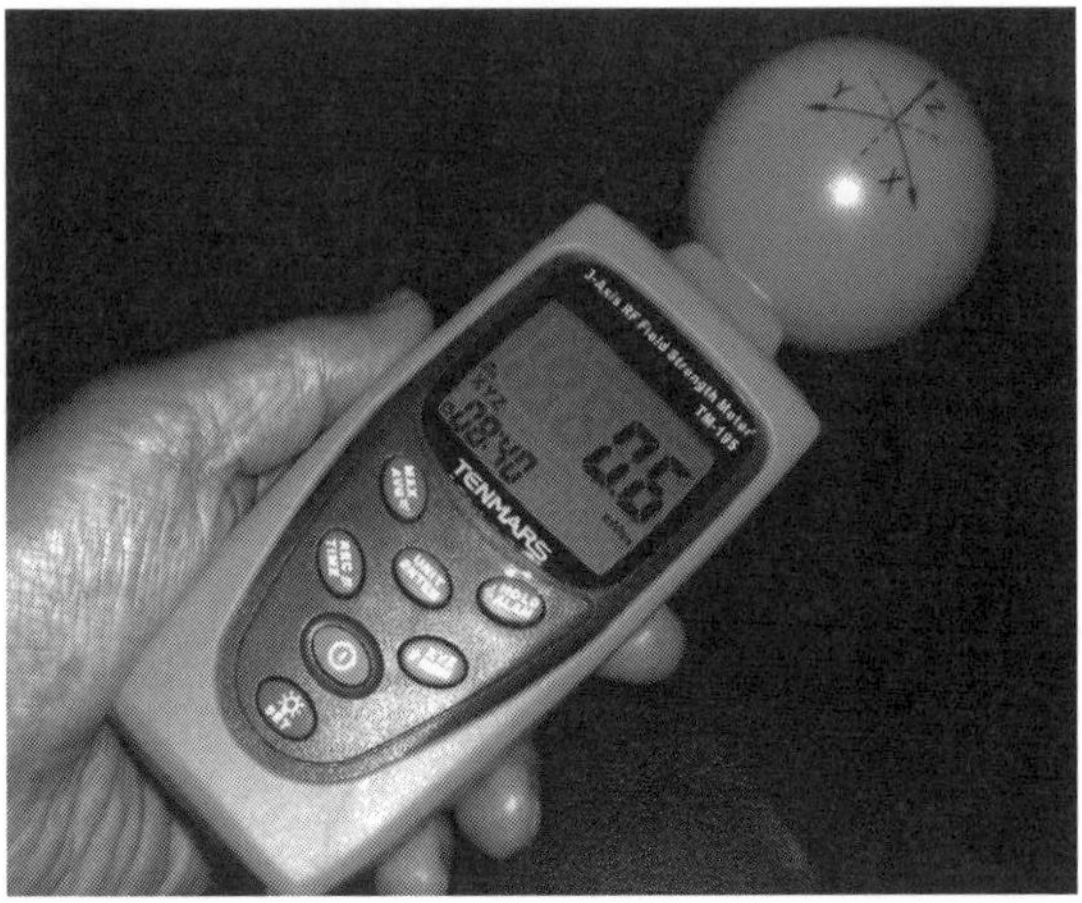

やはり、電磁波問題と戦ういちばんの武器は、自前の測定器です。最近はおどろくほど高精度の機種が、手ごろな価格で手に入ります。二一世紀最大の公害と立ち向かう。そのための装置として一家に一台、おすすめします。家族の命がかかっているのです。それが無理なら団地自治会、マンション管理組合等で一台は常備することです。

＊中継タワーからのマイクロ波を測る

写真５－７は、わたしが入手した最新の高周波測定メーターです。中継タワーなどのマイクロ波などを少数点三ケタまで測定できます（五〇メガヘルツ：ＭＨｚ～三・五ギガヘルツ：ＧＨｚ）。

※ただし低周波の磁場ミリガウス（ｍＧ）測定はできない。別機種の〝ガウスメーター〟等が必要です。

写真機種の製品名は「ＴＭ－１９５」。国産ではなくアメリカ製（日本企業は電磁波測定器を作らない⁉）。

価格は、二万八九〇〇円（税込み）。英文の他、日本語のていねいな「説明書」が付いているので、だれでも、かんたんに操作できます。

電磁波は、三種類「マイクロ波」「電場」「磁場」が測定できるすぐれものです。デジタル表示で見やすい。さらに「日付」「固定」「最大値」「平均値」「メモリー」「アラーム」機能があり便利です。一年の保証付き。

測定可能は以下の三点――。

①**マイクロ波強度**（マイクロワット毎平方センチメートル：μW／cm²）：近所に携帯中継タワーがあったら、これで測ります。

我が家から約二〇〇メートルほどにauの小型中継タワーが見えます。朝七時半。測ってみると約〇・〇〇五前後と一ケタ台が、突然、二ケタ台になったりします。回線の利用が無いときはゼロに近く、アクセスがあると〇・〇九三などに値がはねあがる。

▼結論：わが家はおおむね少数点三ケタ台。ザルツブルグ新基準（〇・〇〇一μW／cm²）数倍ていど。まあ、一安心といえます（それでも無害ではない）。

②**「電場」強度（mV／m）**：単位の長さ当たりの電圧で表します。分解能は〇・一mV／m。（一V／m＝一〇〇〇mV／mに自動的に表示が切り替わる）。「電場」の「安全基準」は二五

V／m（スウェーデン）を参照にします。

③「**磁場」強度（μA／m）**：やはり単位が一〇〇〇倍のμA／mに自動的に切り変わる。

※mG（ミリガウス）に換算する手間が必要になります。

低周波（mG）測定の専用機（ガウスメーター）を購入することをおすすめします。こちらは、より廉価なものが揃っています。近隣で共同購入で使い回せば、負担は少なくてすみます。

ちなみに測定するときの「安全基準」目安は以下のとおりです。

①マイクロ波：〇・〇〇一μW／㎠（ザルツブルグ基準）、②電場：一V／m（ドイツ、バウビオロギー協会）、③磁場：家電製品一mG、居住地域〇・一mG。

〇・一mGまで測れるデジタル表示測定メーカー　製品名：（KWD−PM191）価格は、一万一〇〇〇円。購入先は左記を参照下さい。

▼問い合わせ：㈲河田企画、電話046−875−6293

＊なお市民グループ『ガウスネット：電磁波問題全国ネットワーク』（電話042−565−7478）も、各種の測定メーターを扱っています。相談をおすすめします。

第6章　からだも心もおかされる

知らされない
くやしさ……
ガン、うつ、自殺
子どもや孫まで悲しみが

二四倍！　ガン増殖……

電磁波を浴びると、ガン細胞は
急激に増殖するとか？

●ガン細胞二四倍と猛スピードで増える

＊一日照射でガン増殖スピード加速（フィリップス医師）

戦慄の報告があります。

「……実験室でガン細胞に低周波の電磁波を二四時間照射してみた。すると、ガン細胞の増殖スピードが加速されるのです」

米、J・L・フィリップス医師（退役軍人局）の証言です。さらに、恐ろしいのは、次の経過報告です。

「増殖速度は、最高では二四倍にもたっしました」。さらに「攻撃してくる（NK細胞など）免疫細胞の白血球にたいして、より強い耐性を獲得することがわかった」（同医師）。

これは、ガン細胞がわずか一日、電磁波を照射しただけで猛スピードで増殖し、さらに、悪性化することを意味しています。

●毎日生まれるガン細胞（上）を攻撃するNK細胞（下）

写真６－１　NK細胞

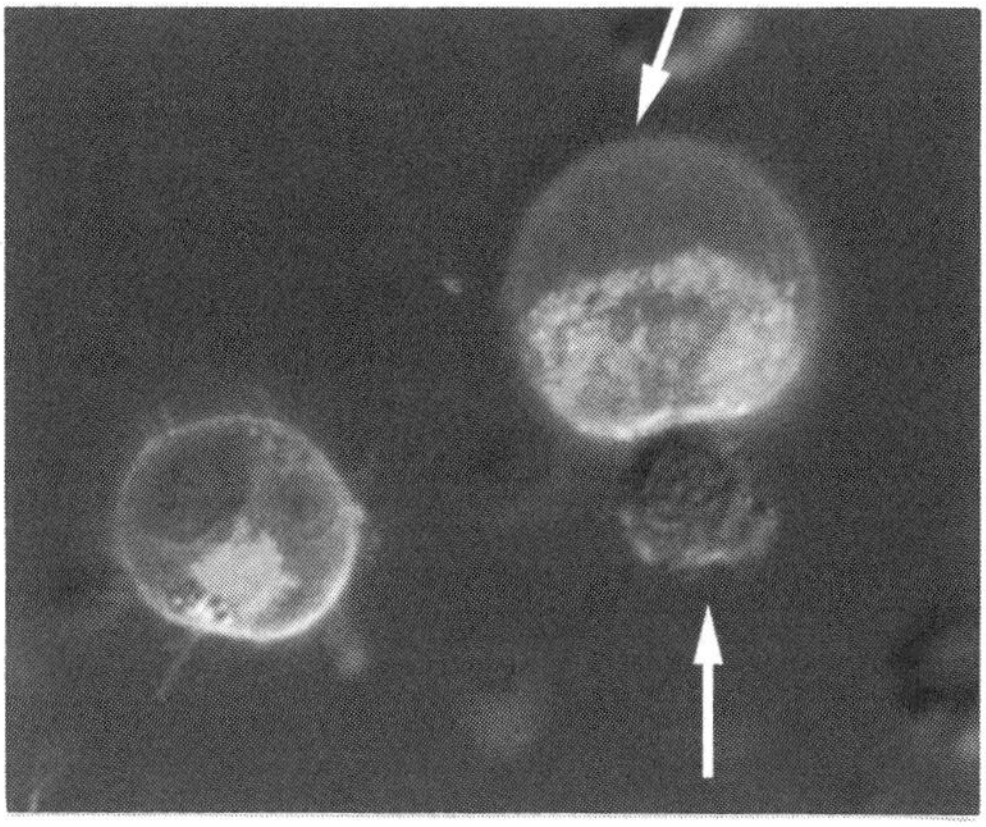

ルイ・パストゥール医学研究センター提供

＊ガン細胞は免疫細胞への耐性獲得し凶暴化する

人間は赤ちゃんからお年寄りまで、平均して毎日約五〇〇〇個ものガン細胞が体内で生まれています。さらに、成人なら体内に数百万から数億個のガン細胞が存在するのが、あたりまえなのです。ガン細胞が体内にあるのが正常体です。

それでも、わたしたちがガンにならないのは、体内を白血球（免疫細胞：ＮＫ細胞）がパトロールしているからです。ガン細胞を発見すると、すぐにとらえて、ガン細胞の中に三種類の毒性たんぱくを注入します。すると、ガン細胞はその場で即死。その死骸は、酵素で分解され、尿から排泄されます（写真6－1）。

だから、ガンを防ぐ決め手は一にも、二にも、これら免疫力を高めることなのです。

ところが、低周波の電磁波をわずか一日浴びただけで、毎日約五〇〇〇個生まれているガン細胞は

「免疫細胞（白血球）にたいして強い抵抗力を身につけてしまう」（フィリップス医師）。つまり、電磁波被ばくは体内のガン細胞を凶暴化させるのです。

＊照射後も増殖形質は数百世代まで引き継がれる

さらに、戦慄はつぎの点です。

わずか一日の電磁波照射で発生した「ガン細胞を二四倍も猛烈増殖させる形質は、照射をやめた後も数百世代の先まで受けつがれる」（同医師）。

つまり、たった一日、低周波に被ばくしただけでガン細胞は、猛増殖する宿命を引きついでいき、増殖は数か月もつづく……。

人体に毎日約五〇〇〇個生まれているガン細胞が、わずか一日の電磁波被ばくで最悪二四倍もの猛烈スピードで増殖するようになる。

そして、その形質は照射を止めた後も、数百世代までつづく。

短期間の電磁波被ばくですら、人体を悪性ガン体質に変えることを意味しています。

これは、親が電磁波被ばくすると、ガン、脳しゅようなどの被害が子どもの代まであらわれるという悲劇と同じ恐怖を意味しているのです。

＊ガン細胞増殖率一六倍スピードアップ（ウィンター博士）

フィリップス医師の衝撃実験を裏づける研究があります。

「人間のガン細胞に送電線や電気器具から発生する六〇ヘルツ電磁波（低周波）をあてると、ガン細胞の増殖率を一六倍もスピードアップさせ、ガンを悪化させることが確認された」（米、W・ウィンター博士）

フィリップス医師は二四倍、こちらは一六倍。いずれも、電磁波によるガン増殖を立証したのです。ここで思い浮かべるべきは、リニア中央新幹線の愚行です。乗客が被ばくする確率は安全基準の四万倍……！

恐怖は下車したあとです。おそらく数十、計百倍のガン体質になっているでしょう。この事実を知れば乗客はゼロ。リニアは〝空気〟を運ぶだけのただの箱になるでしょう。

電気技師の子

父親が電気関係の仕事をしています
子どもへの影響はないのでしょうか?

●子どもの神経芽細胞腫が一一・七五倍

＊無知の悲劇は子どもにまで受けつがれる

「電気技師の父親をもつ子どもの神経芽細胞腫の発現率は、通常の一一・七五倍にたっしていた」（八五年、米、スピッツ博士）（グラフ6－2）

親が電磁波を浴びると、その〝悪影響〟は引きつがれていくのです。父親が電磁波を強く浴びる職場で働いていると、生まれた赤ちゃんにまで「まるで、電磁波を浴びたかのような」被害があらわれるのです。

神経芽細胞腫とは、脳しゅようの一種です。一日中、電気を取りあつかう技師は、一日中、電磁波に被ばくしていることになります。同じスピッツ論文でも電気器具の販売員二・一四倍、修理工二・一三倍と比較的発症リスクが低いのは、電磁波被ばく量がそれだけ少ないからです。有機化学工員三・一七倍なのは、有機化学物質にも催奇形性があるからです。

●電気技師の父から生まれる子に神経しゅよう12倍

グラフ6-2　父親の電磁波被ばくと子どもの神経芽細胞しゅよう

父親の職業	平均危険率（倍）
	通常（1.0）
有機化学工員	3.17
電気器具販売員	2.14
電気器具修理工	2.13
電気技師・電気工	11.75

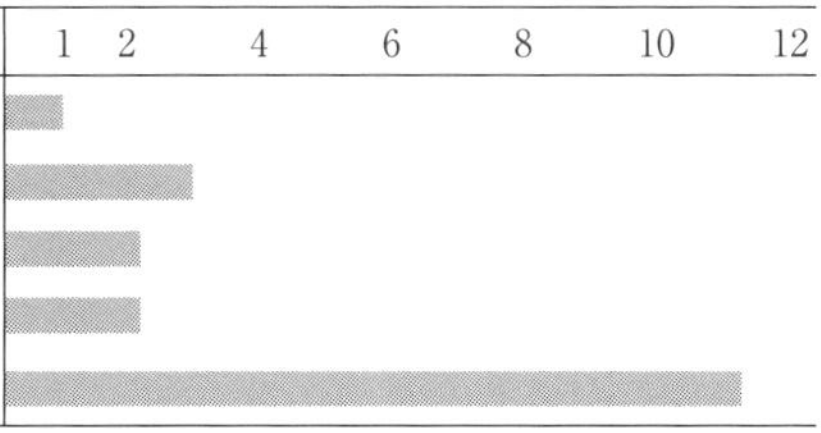

出典：スピッツ論文の要約、1985年

「父親の職業がコンピュータ関係のばあい、子どもが中枢神経しゅようにかかるリスクは二・六八倍。電気技師だと、さらに危険で三・五二倍にのぼる」（九〇年　米、ジョンソン博士）

やはり、スピッツ論文と同様の警告を発しています。

＊本人も脳しゅよう一三倍、無知を悔やんでも遅い

「高圧線の変電所で働く父親の子どもに先天異常児が多い」（八三年、スウェーデン、ノーデストローム博士）

被害はわが子だけではありません。変電所など電力施設で働くと、本人も「脳しゅよう一三倍」という、とんでもない悲劇におそわれます（八六年、米、M・スピァーズ博士）。さらに……。

▼「ふつうのひとより高レベルのマイクロ波に被ばくする職業のひとびとは、疫学調査で、きわめて高い脳しゅようの発生率をしめしていた」（八五年、米、ルイ・リン博士）

▼「ブタ、ラットに電磁波を浴びさせると、三代目に奇形出産が二倍に増加する」（八三年、米、フィリップス博士）

「……知らなかった」。悔やんでも、それはあとの祭りなのです。

孫子の代まで

電磁波を浴びると孫子の代まで
悪影響すると聞いたのですが……

●遺伝子が壊れ、子孫に遺伝します

＊電磁波被害は「遺伝病」で孫、子に伝わる

電磁波を浴びる。その悪影響は、あなた一代では、とどまりません。

たとえば、父親が電気技師のばあいの悲劇……。

生まれた子どもの神経芽細胞しゅようの発病率は、その他の職業にくらべて一一・七五倍にもたっするのです（前出）。

父親の有害電磁波被ばくで生殖細胞（精子）の遺伝子（ＤＮＡ）が破壊され、そのダメージが子どもに受けつがれたのです。この悪影響は、さらに子孫に代々受けつがれていきます。

つまり、電磁波被害は、「遺伝病」として子孫に遺伝していくのです。

●磁場を強くするほど突然変異ショウジョウバエが増える

グラフ6-3　雄キイロショウジョウバエのXO突然変異発生率に対する磁場の影響（Levengood 203）

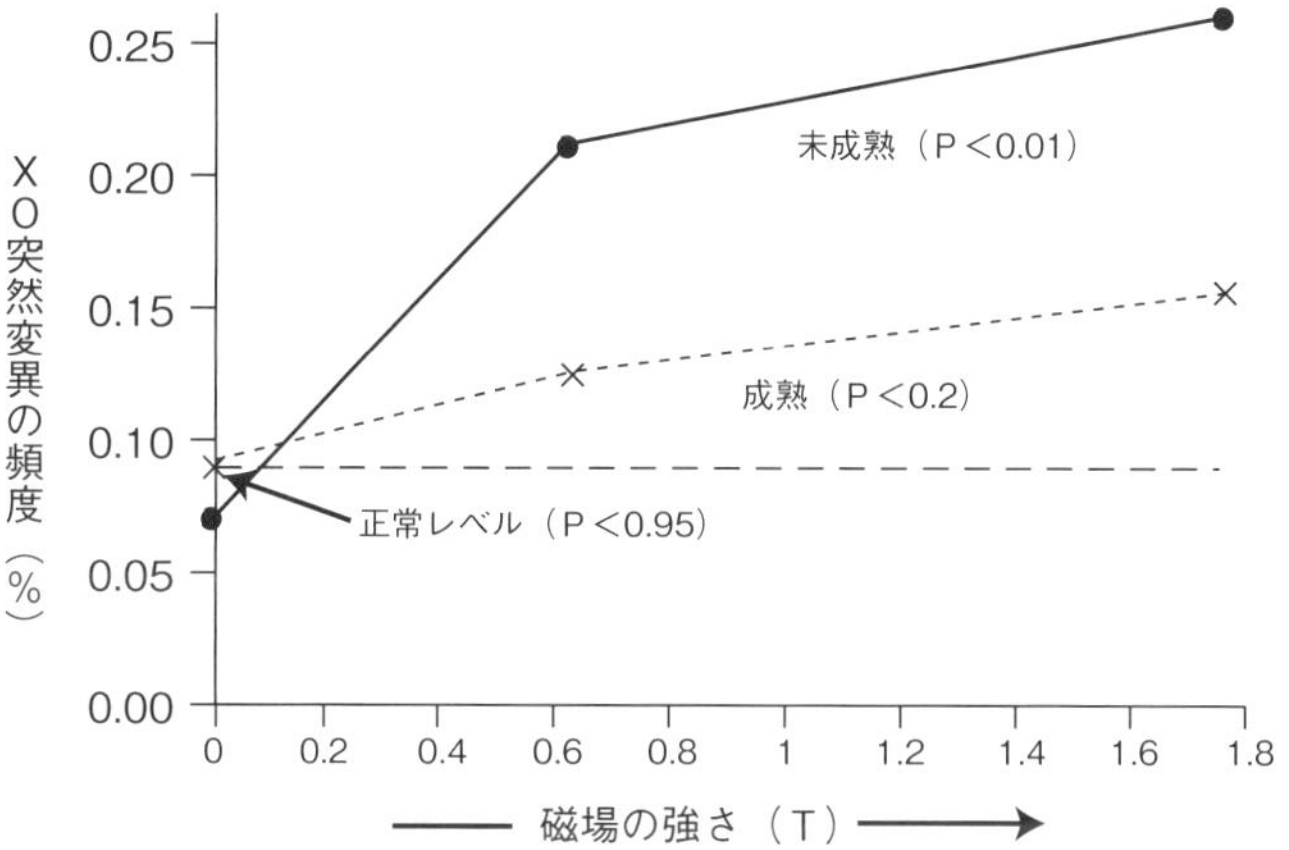

出典：Levengood, W.C.:Int.J.Biometeor.31:185-190(1987)

＊磁場を照射すると異常な突然変異腫が急増

遺伝子（DNA）が、なんらかの影響で変化する。そのため親と異なった形質が、突然、子孫に出現する。それを「突然変異」と呼びます。突然変異をおこす作用を変異原性といいます。いちど突然変異をおこすと、子孫に代々遺伝していきます。

グラフ6-3は、ショウジョウバエを使った実験です。被ばくする磁場強度と、突然変異の発生を観察したものです（徳島大医学部、宮本博司教授）。

野生ショウジョウバエの中でも、赤い目玉をした種は「突然変異種」（XO）です。だから、この赤目（XO）種の出現率で、どれだけ遺伝子が外部から障害されたかがわかります。グラフ6-3は、左から右に、「不均一な静磁場」を、この昆虫（雄）の発生中に生殖器に照射した結果です。そして、次世代にどれだけ（XO）種が出現したかを、観察したのです。

＊不自然な磁場は正常な遺伝を阻害する

この実験で次の事実が判明しました。

未成熟のオスを磁場に被ばくさせると、その強度を強くするほど、突然変異原性が多発する。不自然な磁場被ばくは、その強さに比例して、突然変異種を子孫に出現させる……。つまり「不自然な磁場は、正常な遺伝を阻害する」（『磁場の生体への影響』志賀健・宮本博司・上野照剛編著、てらぺいあ）。

さらに「磁場照射されたのは第一世代だけでも、照射によって発生したショウジョウバエの奇形は、三〇世代まで消えなかった……」。

つまり、異常磁場による奇形の悲劇は三〇世代先まで引きつがれたのです。

＊パソコンVDTでハエ死亡率が一二五％増

その他、同様にショウジョウバエをつかった衝撃実験もあります。

二四時間、磁場照射したところ、「子孫に形態変化をひきおこし、それにともない劣性の致死的な突然変異を起こす」ことが証明されたのです。つまり、突然変異で奇形が生じて、死亡例が続出した……。

異常磁場による催奇形性による先天異常で成長する前に、死んでいったのです。

「パソコンのＶＤＴ（ブラウン管画面）前でショウジョウバエを飼育してみた。すると電磁波被ばくによりハエの死亡率が一二五％増加した」（八九年、仏、ラヴァードアー博士）

ＶＤＴ作業する女性オペレーターに早産、死産が多発する。その電磁波被ばくの有害性は、早くから警告されてきました。ショウジョウバエ死亡率激増は、それを証明します。

＊異常な電気、磁気は動植物の生殖系を狂わせる

ハエだけではない。カエルの実験でも、卵や胚の成長も磁場の中では異常に育つことが証明されている。それどころか植物ですら、種子や芽まで、強い磁場環境で育つと異様な奇形になったり、成長不良となる。

つまり、電気や磁気は、動植物を問わず、生殖系を変化させ、次世代に深刻な悪影響をおよぼす。遺伝子（ＤＮＡ）の集合体である染色体を損傷してしまう。それは、数多くの実験で証明されています。

「生物体に対する電気の損傷効果をついては、ありあまるほどの証拠がある。しかし、その可能性でさえ、かたくなに受け入れようとはしない科学者は、けっして少なくない」（米、Ｍ・シャリス）

こう丸と精子

オトコの生殖能力と電磁波には、
やはり、関係はありますかね？

●こう丸は縮む、精子は激減する

＊テレビの電磁波で、こう丸が縮んだ

テレビの電磁波でも、オトコの象徴は縮みます。

「テレビ（ブラウン管式）をラット頭上三〇センチで、一日四時間スイッチを入れっ放しにして、電磁波をあてた。すると、生まれた胎仔《たいじ》の体重はいちじるしく減少した。さらに、オスのこう丸の大きさが激減していた」（八七年、ポーランド、ミコレイチェク博士）

電磁波は精子など生殖細胞に強い悪影響をあたえます。だから、生まれたラットの胎仔の精巣も萎縮したのです。精巣が縮めば、こう丸も縮むどおりです。

電磁波による男性の生殖機能に関する警告は、まず旧ソ連で発表されています。

「野外にある四〇〜六〇万ボルト電力配電所で働く労働者に、精力減退症や神経・心臓に障害をもつひとが多い」（六六年、ソ連、アサノバ博士）

精力減退症とは、わかりやすくいえばインポテンツ（不能）です。最近ではEDとソフトに言いかえています。しかし、本質は同じなのです。若いひとの間でも、未婚、不妊、セックスレスが日本で急増しています。大きな元凶として電磁波被ばくがあることは、まちがいありません。

＊精子数減少、精子染色体の異常、胎仔数激減

「ケータイをズボンのポケットに入れると精子は三〇％激減する！」

知るひとぞ知る、怖い話です。

このように電磁波を浴びると精子は激減します。動物実験でも証明されています。

「マイクロ波をオス・マウスに照射実験してみた。一日、三〇分間、それを二週間連続で行った。すると、これほど短時間の照射でも、マウスの精子数の減少、精子染色体のいちじるしい異常、さらに生まれた胎仔数の激減が観察された」（八三年、米、M・シェスカ医師ら）

同医師らはFDA（米食品医薬品局）放射線医学センターの勤務医。国立機関の研究者ですら、電磁波による生殖障害を研究発表しているのです。

衝撃の研究結果は、それだけではない。

「これらオスの照射マウスを、非照射群の正常なメスと交尾させてみた。すると、かなりの数で死産が観察された」（M・シェスカ同医）

研究者は、これら異常死産の原因をつぎのように推論している。

「マイクロ波照射がオス・マウスの精子染色体に直接障害を与えた」「異常な電磁波照射が、胚や胎仔の染色体異常から先天的奇形と同じ発育障害をもたらした」（同）

＊日本は若者三四人中三三人（三％）が不妊レベル！

精子激減の恐怖は、すでに日本人を直撃しています。

「健康な体育系学生、三四人中三三人の精子が『不妊レベル』以下だった！」（九八年、帝京大医学部、押尾博士）

ＷＨＯ（世界保健機関）は「妊娠可能な最低レベル」として①「二〇〇〇万匹以上／一ml中」②「精子活性度五〇％以上」の二条件をあげています。その最低レベルをクリアした男子学生が三四人中一人（三％）しかいなかった……。

別の報告でも、「日本の二〇代男性で正常精子を持つのは、五〇人中、わずか二人（四％）だった」という研究データも。帝京大リポートと、見事に符合します。

これらは九八年当時の結果……。それから二〇年以上、さらに若者の精子激減は進行しているはずです。これでは日本民族は滅亡しかねません。

奇形五倍！

電磁波を母親が浴びると先天異常の子が生まれるって、ほんとうですか？

●ほんとうです。異常児が五倍生まれることも……。

＊ネズミに奇形、体重減少、流産多発……

「パソコンのそばで育てたマウスから生まれた赤んぼうネズミに奇形が五倍も激増した」。驚きの実験報告です。パソコンからは予想外に強い電磁波が出ています。

「マイクロ波を懐妊後三〜一九日のラットのメスに、毎日一時間照射した。すると、生まれてきた子どもの体重と脳重量が減少した」（七七年、ショア博士ら）

このような体重減少などの現象は、奇形発生の手前でおきるそうです。

「低周波の磁気パルス（断続波）を、卵の胚に照射すると、奇形率が増えた」（デルガド博士）

「妊娠したマウスに弱い電場（一ｍＶ／㎡）をあてると、二〇％が流産した」という実験報告国もあります。これは通常の流産率の四倍に相当します。

＊次世代の子ブタも二倍奇形児を出産！

ブタをつかった実験もあります。

「六〇ヘルツの電磁波を四年間、ミニブタに照射し続けて飼育した。四か月後に生まれた子ブタには奇形は見あたらなかった。しかし一八か月後の二回目の出産では、通常の二倍も奇形があらわれた」（八三年、フィリップス博士ら）

この実験には、さらに戦慄の結果が待っていた。

「一回目に生まれた正常な子ブタの子どもには、二倍の奇形児が生まれた」（同博士）

つまり、電磁波被ばくの悪影響は、次世代あるいは次々世代へと引きつがれていくのです。

＊電波を浴びるとメスは子どもを食い殺す

「妊娠中のメスマウスに、電波を照射してみた。すると、出産時に子どもを食い殺す率が増加した」（八六年、斉藤博士）

恐らく、異常な電磁波被ばくによる強いストレスが、母ネズミを究極の異常行動に走らせたのでしょう。人間でも親による子ども虐待が社会問題になっています。それも、日常的な〝なんらか〟のストレスが、ひきがねになっているのです。

周辺からの電磁波ストレスが母親の母性本能を狂わせた可能性もある。異常電磁波が、抑うつ、不安、攻撃などをひきおこすことは、数多くの実験で証明されています。

女児多産

電気関係の仕事のひとは
女の子が生まれやすいって、ほんとう?

●女児六・八倍とは……!

*偶然ではありえない数値

「電力施設に勤務しているひとの子に、女の子が多い」

まるで、昨今流行の都市伝説みたいです。しかし、それは統計的にも事実なのです。

表6-4を見てください。六つの国際的論文が、そのミステリーを指摘しています。

①②③は、いずれも男親が電力施設に勤務しているケース。そこでは五〇ヘルツか六〇ヘルツの交流電流を発電したり送電しています。だから、同じ極低周波の電磁波を浴びつづけているのです。

①論文(ネイブ)で、その子どもの性差におどろきます。男児一二人にたいして、女児二二人。一・八倍強も女の子が多いのです。

③(ムバラク)は、さらに驚愕的。男児八人に女児は五四人も生まれています。その差、な

●親が電磁波被ばくすると女の子が多く生まれる不思議

表6－4

	論文代表者	発表年	国名	被ばく対象者	出産男児	出産女児	女児の倍率
①	ネイブ	1929	スウェーデン	電力施設（男親）	12人	22人	1.8倍
②	ノルドストル	1983	スウェーデン	電力施設（男親）	67人	73人	1.1倍
③	ムバラク	1996	イエメン	電力施設（男親）	8人	54人	6.8倍
④	ラルセン	1991	米国	物理治療士（女親）	15人	36人	2.4倍
⑤	ミルハム	1993	米国	アルミ工場（男親）	53人	86人	1.6倍
⑥	コロディスキ	1996	ラトビア	ラジオ塔周辺（両親）	254人	355人	1.4倍

出典：『携帯電話は安全か？』荻野晃也（日本消費者連盟）より一部省略・加筆

んと六・八倍……！　これは、偶然では、ぜったいありえない数値です。

＊周波数に無関係で女児が多く生まれる

生まれてくる子どもたちの男女比に影響するのは、低周波だけではありません。

④（ラルセン）は女親が物理療法士のばあい。やはり、治療に電磁波を用います。それだけ、女親も日常的に電磁波を被ばくしています。その結果は、どうでしょう？

出産男児は一五人、それにたいして女児は三六人。やはり二・四倍という圧倒的な男女比です。

⑤（ミルハム）は男親がアルミ工場に勤務しているケース。アルミ精練では大量の電気を使用します。だから他の職場より、多く電磁波を浴びています。ここでも男女比は、五三人対八六人。一・六倍も女の子が多く生まれている。

⑥（コロディスキ）は職場ではなく、ラジオ電波塔付近の住民の調査です。このばあい両親とも電波（高周波）を多く浴びてい

ます。生まれた男児は二五四人。これにたいして女児は三五五人も生まれています。やはり一・四倍も女の子が多い。

女児が電磁波被ばくで多く生まれる。それは決定的です。それも周波数に無関係で異常現象は起こるのです。

＊ＸＹの性染色体が電磁波で阻害された

この六つの論文に共通するのは両親のいずれか、あるいは二人とも、異常な人工電磁波を浴びていることです。

男女の性差を決定する。それは、ＸＹ染色体です。これらは性染色体と呼ばれます。Ｘ染色体とＹ染色体は対立しています。Ｘ染色体が二つで対になったとき一方の性を決定し、ＸＹが対になったとき、他方の性を決定するのです。通常はＸＸ、ＹＹはメスに、ＸＹはオスが生まれます。外部からの異常電磁波に、これら性染色体が悪影響を受け、その結果、男女比が決定的に乱れたことは、まちがいありません。

さらに、男児が少なく、女児が多く生まれるのは、人類という種が異常事態に〝生き残る〟ための反応とも考えられます。

「九六年、イエメンの研究では、変電所で働く男親から産まれた子どもは、男子が八人で、女子がなんと五四人も産まれていた。東京タワー周辺にずっと住んでいたら、直接に電磁波を浴びていることになるのですから、女の子が多い可能性があります。生物というものは、自分の子孫を残すことを最優先に考えているといってよいでしょう。本能的にそのような機能が働く。人間の場合は一般には男の子の方が約五％ほど多く産まれます。男の方が生存力が弱いからだと思います。ところが飢餓状態になったり、生存が危ぶまれるようになると、女の子の出産比率が高くなる……」（荻野博士、前出『あぶない携帯電話』）

＊環境ホルモンと同じ、生き残り最終手段か？

同じ現象は、環境ホルモンによる影響でもみられます。これは内分泌系攪乱《かくらん》物質とよばれ、やはり生殖系などにダメージをあたえます。そうして、環境ホルモンにさらされるとやはり女児が多く生まれるのです。それは、「メス化する自然」として警告されています。男女で生命力を比較すると、圧倒的に女のほうが生命力は強い。だから、女児を多く残して、人類は危機的状況に生き残りをかけている、とも解釈できるのです。

「電場」と白血病

「電場」の異常でも健康被害がおきると聞いたのですが……

●小児白血病が四・六九倍も増えます

＊「電場」が四倍になると小児白血病も四・六九倍増

電磁波の研究は、これまでほとんどが「磁場」の悪影響を対象としていました。「磁場」の変動が、あきらかに生理現象に害作用をおよぼしていたからです。

すでに世界中で電磁波の害について、一万件を超える論文が発表されています。その、ほとんどは「磁場」による生体影響についての研究です。

ところが異常な「電場」も、生体に悪影響する……という論文が、発表されるようになっています。グラフ6-5も、その一つです。

九五年、英国の生物学者コギール博士は、生活環境の「電場」強度に着目し、小児白血病多発を解明しています。ショックなのは「交流」の「電場」の強さに比例して、小児白血病が急増することです。

●ゴギール報告の衝撃！　有害「電場」で小児白血病 4.69 倍

グラフ６－５　強い交流電場（20V/m 以上）と 5V/m 以下の比較

「電場」の強さ	小児白血病リスク
5V/m 以下	1
5 ～ 9V/m	1.49
10 ～ 19V/m	2.40
20V/m 以下	* 4.69

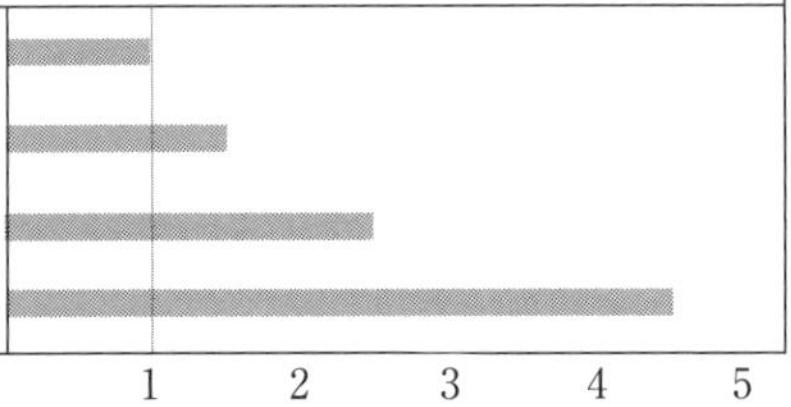

（＊ 95％信頼区間：「95％確率で信頼できる誤差幅」の意味）
出典：『ホットカーペットでガンになる』（五月書房）

「電場」の強さが四倍になると小児白血病も四・六九倍と激増しています。「磁場」だけでなく、「電場」もあきらかに白血病のひきがねになるのです

＊電位差が強い場所ほど異常が増える

「電場」とは、一言でいえば「電位差」です。それは一メートル当たりの電位差（ミリボルト：ｍＶ）で表記されます。単位はｍＶ／ｍです。

荻野博士（前出）は、電位差（電場）が、いかに生命活動に大事な役割を果たしているか、解説します。

「ヒトの背中はプラス電圧。そして、手足の指ではマイナス一〇ミリボルト。つまり、背中と指先のあいだには、これだけの『電位差』があります。そこに、わずかな『電場』がかかっている。その間の上腕が骨折したとする。すると、マイナス数ミリボルトだった骨折場所の電位がプラス一〇ミリボルトまで急上昇します。それから骨の修復を始めるのです」

この現象はベッカー博士も観察しています。電位差こそ「治

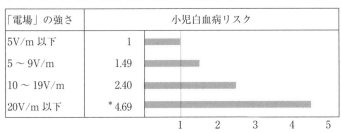

癒」の神秘を担《にな》うのです。そして……。

「骨折部分の電圧は、骨の治癒にしたがって、次第にマイナス電位になっていきます。一〇日もすると、骨折前の電位にもどっていく。つまり、ミリボルト・レベルの微弱な体内電位で、神秘の生命活動が営まれているのです」（荻野博士）

＊アース〝後進国〟日本の「電場」被害が心配

欧米では、家電製品や住宅から地面へのアースが義務づけられています。

しかし、日本はアース〝後進国〟です。家庭内の電気製品などの「電場」がアースで地面に逃げない。そのため、住人の体内に〝帯電〟しているのです。つまり、人体が一種の〝電池〟状態になる。すると、身体の「内部」と「外部」に「電位差」が生じます。これが「体内電圧」と呼ばれる現象です。

「体内電圧」が一〇〇〇ミリボルトという日本人もザラというから、おどろきです。

冬に金属ドアノブに触ろうとしてバチッと静電気が飛ぶことがあります。ビデオで見ると指先から青い光で〝放電〟しています。「体内電圧」が高いとこういう現象もおきるのです。日本にも、いちおう人体にたいする「規制値」があります。それは、なんと三〇〇〇ミリボルト！　〝安全基準〟として、あまりに大ざっぱ。その、わずか〇・七％の二〇ミリボルトという強度で、小児白血病が五倍近くに激増しているのですから……（コギール報告）。

＊「電場」ストレスで「自殺」が二・七六倍

異常「電場」で激増するのは、小児白血病だけではない。

なんと「電場」ストレスは、自殺も増やすから怖い。

九六年、カナダの電力会社の従業員の自殺を調査した研究があります。その結果はショッキング。強い「電場」を浴びたほうが、自殺率が二・七六倍も高かったのです（ハリス論文）。

異常「電場」は、さらに悪さをします。

「テレビの『電場』をハツカネズミにあてたら、『目の充血』『水晶体の破壊』などが観察された」（北里大の研究報告）

さらに、「電場」で角膜が損傷された、という報告もあります。眼は異常「電場」に弱い器官です。パソコン作業などに注意が必要です。

ある男性は、慢性的な鼻血に悩まされていました。原因は、意外なところにあったのです。

彼は万年床でずっと寝ていた。その敷布団の下に電源コードが下敷きになっていた。

そこから出続ける有害「電場」を寝ている間、浴び続けたことが鼻血の原因だったのです。

その根拠として、コードをどかしたら、鼻血はピタリおさまった。

室内の見えない「電場」のリスクを警告するエピソードです。

ウィンドウ効果

電磁波の悪影響は、周波数や強さに比例するのですか？

●無関係に突然あらわれます

＊不思議な現象〝ウィンドウ・エフェクト〟（窓効果）

グラフ6-6を見てください。電磁波の悪影響があらわれるパターンです。これが世界の研究者をおどろかせた〝窓（ウィンドウ）効果〟です。

発見したのはバーウィン博士（一九七五年）。

ニワトリの脳に変調した超低周波を一ヘルツから段階的に照射した結果です。すると、他の実験同様、脳からカルシウム流出が始まりました。脳細胞の損傷が始まったのです。……二、三、四と周波数を上げていく。それにつれ急激に流出量は増えていきます。周波数が増えるほどカルシウム流出は増える。こう博士は、かんがえました。ところが一四ヘルツにたっすると、こんどは急激に流出量は減りはじめたのです。そして、なんと四〇ヘルツでは流出は、完全にゼロとなりました。

●世界中の研究者を驚かせた“ウィンドウ効果”

グラフ6－6　脳細胞からのカルシウム流出量

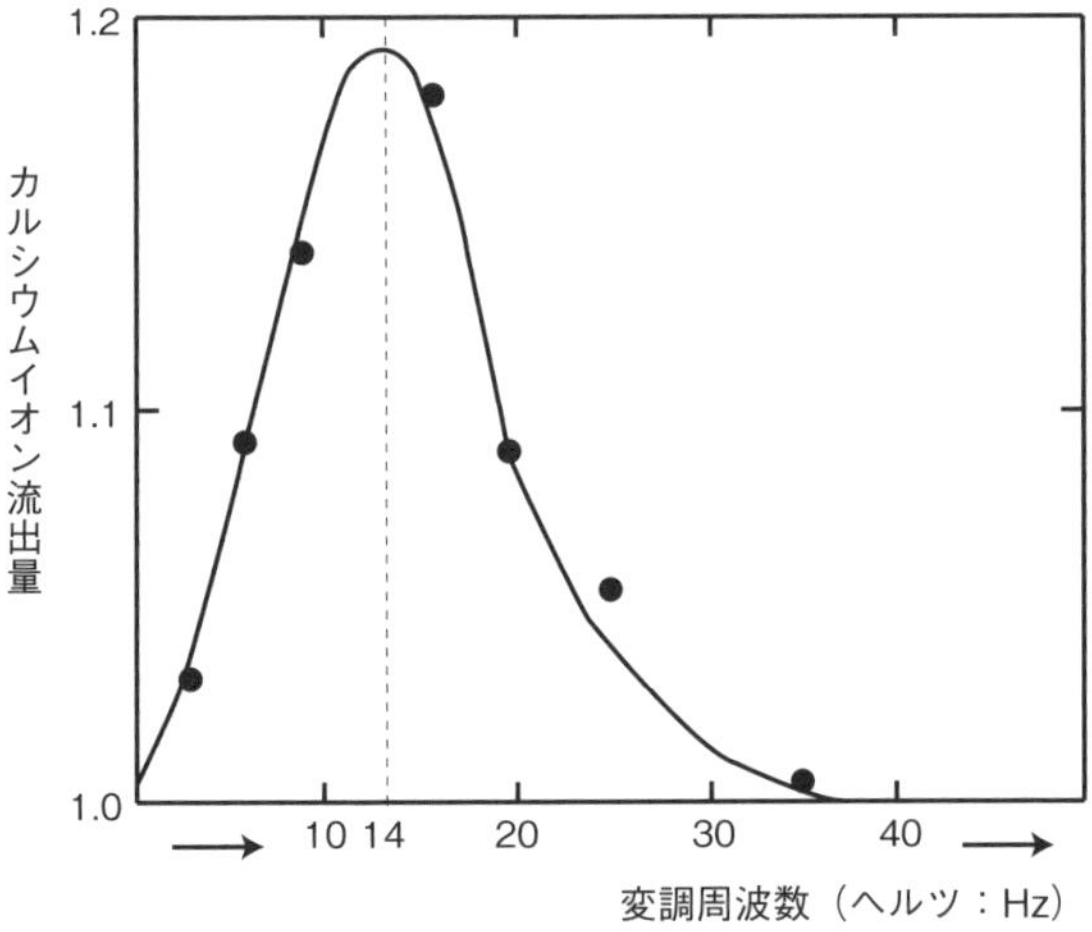

出典：『続あぶない電磁波！』（三一新書）

「まるで一四ヘルツを中心に〝窓〟があいたかのような現象があらわれた」（バーウィン博士）

そこで、この不思議な現象は〝ウィンドウ・エフェクト〟（窓効果）と命名された。特定の周波数（窓）の領域のみで、カルシウム流出は起こった。そのことに世界の研究者たちは驚愕したのです。

＊ある周波数で「安全」でも他では「安全でない」

この特異現象は、その後の電磁波研究をさらに困難かつミステリアスなものにしました。

「ある周波数での研究結果が『安全である』と結論が出ても、その周辺にある別の周波数の電磁波が『安全である』ことの証

明にはならない」(荻野博士、前出)
それは、このバーウィン博士の実験でわかる。たとえば、ある研究者が四〇ヘルツ周波数で照射実験を行ってもニワトリの脳からカルシウム流出は、いっさい起こらない。しかし、だからといって「超低周波(電磁波)で流出は起こらない」といったら、まちがいになる。
一四ヘルツ帯に、見えない〝窓〟が開いているからです。

*脳の血流が激減し頭がボーッとする

「窓効果」は電磁波被害の〝個人差〟としてもあらわれます。ある周波数がAさんには影響なくBさんは強く反応する。たとえば、脳の血流量の変化。電磁波過敏症の自覚症状があるBさんは、他の周波数域では変化がほとんどないのに五〇ヘルツで約三〇%減、一〇〇〇キロヘルツで約二五%減と〝穴〟があいたような変化です。Cさんの場合は五〇ヘルツまで変化なし。三〇…一〇〇…一〇〇〇キロヘルツと照射変化させると約二〇%…三〇%…四〇%強と血流が減少。二人とも電磁波で「頭がボーッとする」と自覚症状を訴えます。脳の血流が減ったのだからとうぜんです。それにしても電磁波被ばくが脳の循環血流量をこれほど激変させることも、おどろきです(北里研究所病院実験)。

＊〝窓〟は一つではない、ペテン〝安全説〟に注意

〝窓〟は一つだけではない。あちこちに、あいていることが、その後の研究でわかりました。たとえば、脳細胞からのカルシウム流出という〝破壊〟は、五五ヘルツではまったく起きない。ところが、恐ろしいことに五〇、六〇ヘルツの交流電力周波数では流出がおきる。この周波数帯には〝窓〟があいているのです。

逆手にとれば、〝電磁波は無害〟というデマをでっちあげることも、可能となる。照射周波数を五五ヘルツに設定すれば、カルシウム流出はゼロ。「だから、電磁波を照射してもカルシウム流出という脳細胞の破壊は皆無」と研究発表をおこなう。〝ウインドウ効果〟の存在など、まったく無知の一般大衆は、「なんだ、そうか……」と、だまされ、安心してしまう。悪質な御用学者は、これくらいのペテンは平気でおこなう。そうして、大衆を巧みに〝洗脳〟するのです。

＊「波」による共鳴現象や干渉現象ではないか？

物理的に、生理的に、電磁波現象には、数多くの〝窓〟があいているようです。

なぜ、このような不思議な現象がおきるのでしょう？　わたしの推論ですが、それは「波」による共鳴現象や干渉現象ではないか、と思えます。波と波の波頭が重なると、さらに波は強くなります。波の山と谷が出会うと弱まります。

さらに、固有振動数にあった振動（波動）を受けると、この物質は同じ振動数で、共に大きく振動（共鳴）しはじめます。こうして、特定の周波数（振動数）域で、強く電磁波の影響があらわれる。つまり、〝窓〟が出現するのです。

＊地球固有波動と照射電磁波が共鳴した？

たとえば、ネコの脳波の基本周波数は一六ヘルツ前後です。

そして、ネコの脳細胞は、この周波数域の電磁波照射でカルシウム流出はピークになります。一六ヘルツは、地球の固有波動である〝シューマン共振〟の二番目ピークBに相当します。〝シューマン共振〟（一九七ページ参照）は地球固有の微弱電磁波動で、五つのピークがあります。それが、地球上の生命の基本波動となっているのです。

「おそらく、この周波数で、カルシウムイオンは分子レベルで『サイクロトロン共鳴』（一九三ページ参照）を起こし、一六ヘルツ電磁波エネルギーを吸収して、ラセン回転運動をおこしスピンアウトするのだろう」「また二つの波の山が重なると、極端に高いピークが出現する。共鳴と連動して、なにか未知の波動の干渉現象が起きているのだろう」（『続あぶない電磁波！』拙著）。

ホルモン大混乱

電磁波で神経ホルモン以外も
影響を受けるのですか？

●情報系が狂い、生命が狂う

＊インシュリン三五％激減！　糖尿病リスク高まる

電磁波被ばくで狂うのはセロトニンなど神経ホルモンだけではありません。

「一五ヘルツに変調した低周波磁界を照射すると、すい臓でのインシュリン生産が三五％も激減する」（八三年、ジョリー・リマングローバー博士）

「六〇ヘルツ電磁波を照射すると副腎ホルモンのコルチステロン生産が三倍に増えた」（同）

これら実験報告は、電磁波被ばくで、体内のホルモン系が大混乱におちいることを示しています。それらは、重大な疾患に直結します。

インシュリン分泌が三五％も激減すれば、即、糖尿病になる危険性があります。ここで浮かび上がったのは、多発する糖尿病の隠れた原因としての電磁波被ばくです。

＊ホルモン系が狂うと生命系も狂っていく

専門書によれば「副腎ホルモンは、分泌欠如によってアディソン病、分泌過多によってクッシング症候群を呈する」という。

どちらにせよ、ホルモン分泌の混乱は、さまざまな疾患のひきがねになるのです。

これらの研究は、あきらかに電磁波がホルモン内分泌系を撹乱《かくらん》していることを証明します。

脳中枢の松果体は、ホルモン系全体を支配しています。

それは、磁気器官でもあり、異常電磁波に敏感に反応するため、ホルモン系全体が大混乱におちいるのです。ホルモン系は、一種の情報ネットワークで、各種ホルモンは全身のさまざまな臓器に指令をあたえています。それが狂えば、生命活動全体が狂うのはとうぜんです。

これまでのべたように、セロトニン減少でうつ病、ドーパミン減少でノイローゼ、メラトニン減少で免疫力低下、発ガンなどがひきおこされます。逆に〝怒りのホルモン〟、アドレナリン増加で、家庭内暴力や殺人など犯罪構造までおきかねないのです。

免疫大パニック

電磁波が免疫力に与えるダメージはどんなものでしょうか?

●まったく逆反応の大混乱に……

*リンパ球が急減、好中球は急増

「電磁波をマウスに一五分間照射すると、リンパ球が急減し、好中球は急増する特異現象を発見した」(七九年、リブディ博士)(グラフ6―7)

リンパ球も好中球も白血球の仲間です。白血球は免疫細胞と呼ばれます。体内を移動して侵入したバクテリアなど異物を呑食(食べる)したり、免疫機能により、生体防御をおこなっているのです。

ところが同じ免疫細胞(白血球)でありながら電磁波を浴びるとリンパ球は急減、好中球は急増……と、まったく逆の反応を起こす。免疫系が大混乱におちいったとしか、思えません。

リンパ球は、体内に侵入した異物を攻撃する「抗体」を作り出します。さらに、免疫調整機能があります。その、リンパ球が電磁波で激減した! それは、免疫力が急激に弱まったことを意味します。

いっぽうで好中球は、感染性の細菌を攻撃して食べます。強い殺菌能力が特徴です。わずか一五分の電磁波照射でマウスのリンパ球激減、好中球激増……いったい、何が起こったのでしょう?

リブディ博士は「三時間おきに同じ照射を三回連続させて観察を続行している。すると胸腺の重量と脾臓《ひぞう》などの細胞数がいちじるしく減少した」(同博士)

その後、照射を中止すると、しだいにリンパ球は増加を始め、好中球も減少してもとに戻りはじめた。こうして七二時間後に、ほぼ両者は、もとの濃度にもどり免疫系は回復した(グラフ6-7右端)。

博士の結論です。

「電磁波は、マウスの免疫系に強い影響を与える」

＊強いマイクロ波でネズミ二五%が白血病になった

同様の報告は、ほかにもあります。

「強いマイクロ波を一〇〇匹のマウスに、毎日九・五分間、五九週間にわたって照射した。それだけで、リンパ球と白血球が増加した。そして、マウス三五匹が白血病になった」(六二年、ラウスニッツ博士)

●わずか15分の3回照射で免疫系は大パニックに……

グラフ6－7

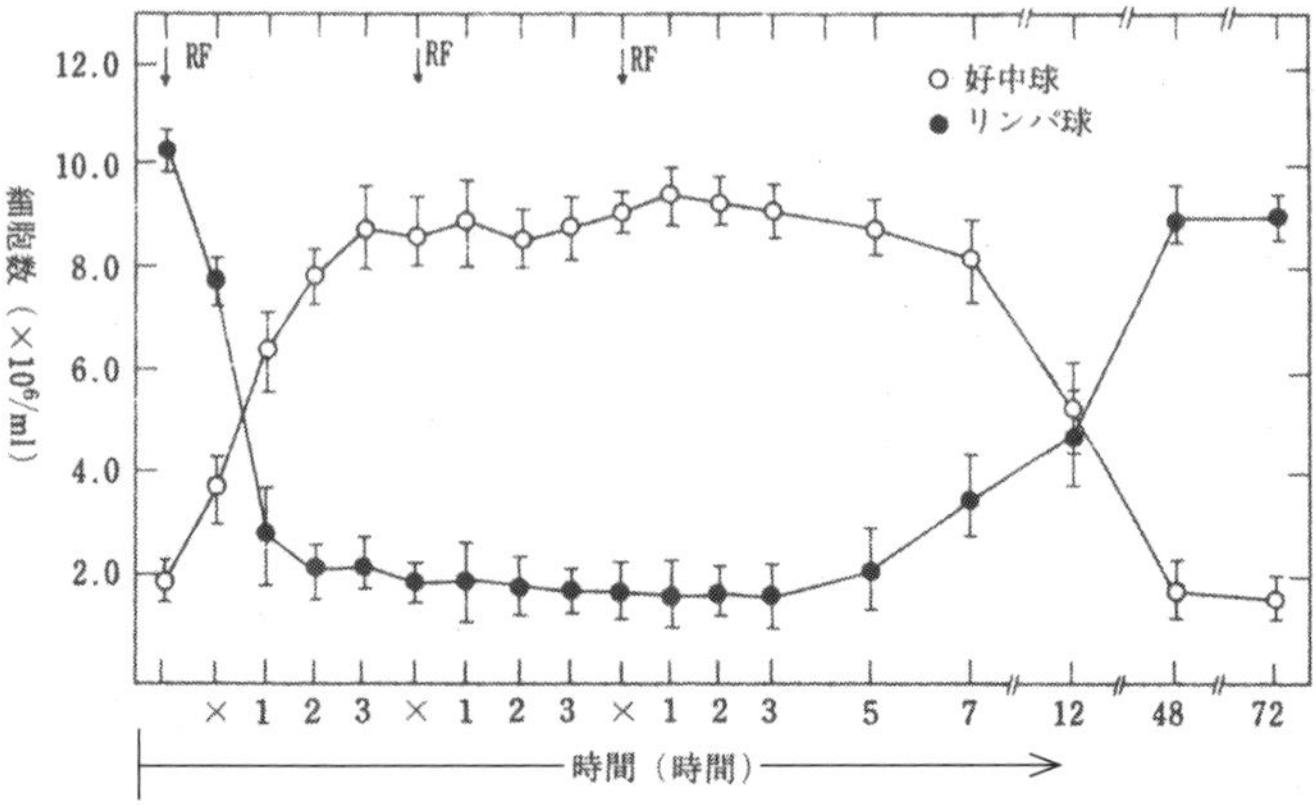

高温発生電磁波が引き起こすリンパ球減少と好中球増加(RFはラジオ波照射)(Liburdy[208])

出典：Liburdy,R.P.:Rad.Res.77:34-46 (1979)（てらぺいあ）より

マイクロ波照射で、三五%ものネズミが白血病を発症！　おそるべき結末です。このとき照射しない「対照群」は一〇匹、白血病になっています。よって、マイクロ波被ばくで差し引き二五%の白血病が増えたことになります。**マイクロ波は、実験動物の四分の一に白血病を発症させる**のです。

この衝撃実験は、その後「だれも追試していない……」というのも不思議です。大きな隠ぺいの圧力がかかったのではないでしょうか。

免疫力低下を示す実験は、さらにあります。

＊免疫力二〇%減！　交流電磁波六〇ヘルツの皮肉

「マイクロ波の六〇ヘルツ変調波をネズミに照射すると、T型リンパ球の『異物攻撃能力』が、二〇%も低下した」（八二年、ライル博士）

マイクロ波を六〇ヘルツに変調したとき、免疫力低下がおきる。

これはショッキングです。なぜなら、高圧線や家電製品から発生する電磁波は六〇ヘルツだからです。人類は、この危険な周波数を交流送電（ＡＣ）に、選んでしまった……。なんとも、皮肉な結末です。

外部からのウィルス、微生物など病原体や、体内に発生したガンなどの異物から、生体をまもる。それが免疫細胞の役割です。だから、免疫力とは、生命力そのものです。

リンパ球、好中球など免疫細胞が電磁波照射で異常をきたした。それは、生命力が狂ったことと同じです。

つまり、電磁波は生命力を根本から狂わせる。

だからそれは、現代社会の最後にして最凶の〝公害〟なのです。

地球を支配する見えない力――あとがき

「電磁波は、うちは書けないんですよネ……」

その朝日新聞の記者は、あっさり言って、わたしをあぜんとさせました。

それは新聞、テレビ、大手マスコミすべてにいえます。

「見ざる」「言わざる」「聞かざる」。これが、日本のマスメディアに共通する姿勢です。

まさに、悲しき〝三ざる症候群〟です。かれらは何に恐れているのでしょう？

まずは、大手スポンサーの圧力です。

あの白い犬のCMをはじめ、テレビは、ケータイCMがあふれています。そこからテレビ局に莫大な広告料がなだれ込みます。テレビ局員の超高給は「口を閉じる」ことで保証されているのです。それは大手新聞も同じです。「広告料」の正体は「口止料」なのです。

マスメディアを支配するのは、大手広告主だけではありません。

さらに、その上に巨大な力がそびえています。

〝かれら〟の力は強大で、国家の力などはるかにしのいでいます。その頂点に立つのがロックフェラー財閥そしてロスチャイルド財閥です。

〝かれら〟が国家を超えて世界の「教育」「報道」を支配しているのです。

〝かれら〟は、わたしたちを人間だとは思っていません。

地球という人間牧場で飼っている〝家畜〟なのです。飼い主は、家畜に真実を教えません。考える自由も与えません。エサで手なずけて、最後は屠殺するのです。

日本人の二人に一人がガンになり、三人に一人が〝ガン〟で死ぬ……!!

こんな異常事態をあなたは受け入れられますか?

一方で〝ガン患者〟を大量生産し、他方で〝治療〟という名の詐欺で大量虐殺する……。

まさに人類は〝かれら〟にとって家畜なのです。

あなたは、家畜として人生を終えたいですか? そうではないはずです。

みずからを囚われの柵から解放する——その闘いの一歩は、「知る」ことから始まります。

われわれ人類は「操作された情報」という名の〝見えない柵〟に囲われています。

その柵を飛び越え、自由の天地に生きるべきです。

本書が、あなたにとって、その助走と跳躍の一歩になることを、心より願っています。

二〇一九年十一月十六日

船瀬俊介

船瀬俊介（ふなせ・しゅんすけ）
1950年、福岡県に生まれる。九州大学理学部入学、同大学を中退し、早稲田大学第一文学部社会学科を卒業。地球環境問題、医療・健康・建築批評などを展開。
著書に、『抗ガン剤で殺される』、『笑いの免疫学』、『メタボの暴走』、『病院に行かずに「治す」ガン療法』、『ガンになったら読む10冊の本』、『アメリカ食は早死にする』、『健康住宅革命』、『原発マフィア』、『抗ガン剤の悪夢』（花伝社）、『維新の悪人たち』、『肉好きは8倍心臓マヒで死ぬ』、『フライドチキンの呪い』（共栄書房）、『買ってはいけない』（金曜日）、『あぶない電磁波』（三一書房）、『やっぱりあぶないIH調理器』、『病院で殺される』（三五館）、『知ってはいけない!?』、『「長生き」したければ、食べてはいけない!?』、『ガン検診は受けてはいけない!?』（徳間書店）、『日本の真相！』（成甲書房）、『魔王、死す』、『リニア亡国論』、『牛乳のワナ』（ビジネス社）など多数。

新版 ショック！ やっぱりあぶない電磁波
――忍びよる電磁波被害から身を守る

2020年 1月15日　初版第1刷発行
2023年10月 5日　初版第4刷発行

著者 ――― 船瀬俊介
発行者 ―― 平田　勝
発行 ――― 花伝社
発売 ――― 共栄書房
〒101-0065　東京都千代田区西神田2-5-11出版輸送ビル2F
電話　03-3263-3813
FAX　03-3239-8272
E-mail　info@kadensha.net
URL　https://www.kadensha.net
振替 ―――00140-6-59661
装幀 ――― 黒瀬章夫（ナカグログラフ）
カバーイラスト ― 平田真咲
印刷・製本 ― 中央精版印刷株式会社

ISBN978-4-7634-0913-3 C0036